M.C. Strobl – Meine erste Hausgeburt

Bibliografische Information der Deutschen Nationalbibliothek

Die deutsche Nationalbibliothek verzeichnet diese Publikation in der Deutschen Nationalbibliografie unter dem Gesamtwerk „Eigentlich wollte ich Kaiserschnitt", ISBN 9783734788383 vom April 2015, BoD

Besonderer Hinweis

Das Werk einschließlich aller seiner Teile ist urheberrechtlich geschützt. Jede Verwertung außerhalb der Bestimmungen des Urheberrechtsgesetzes ist ohne schriftliche Zustimmung unzulässig und strafbar. Dies gilt insbesondere für Vervielfältigungen, Übersetzungen, Mikroverfilmungen und die Einspeicherung und Verarbeitung in elektronischen Systemen.

Haftungsausschluss

Teile des vorliegenden Buches basieren (unter anderem) auf zahlreichen persönlichen Angaben, die zur Wahrung der authentischen Wiedergabe inhaltlich nicht modifiziert wurden. Im Zweifelsfall wenden Sie sich bitte an Hebammen, Still-Experten, Arzt/Ärztin oder Apotheker. Weder die Autorin, noch ihr Lektorat können für eventuelle Nachteile oder Schäden die aus den im Buch vorgestellten Informationen resultieren, eine Haftung übernehmen. Alle Angaben erfolgen ohne Gewähr. Sollten sich trotz sorgfältiger Korrektur Fehler eingeschlichen haben, erbitten wir weiterführende Hinweise darauf. Wenden Sie sich in diesem Fall schriftlich an die Autorin.

Markenschutz

Dieses Buch enthält eingetragene Warenzeichen, Handelsnamen und Gebrauchsmarken. Wenn diese nicht als solche gekennzeichnet sein sollten, so gelten trotzdem die entsprechenden Bestimmungen.

1.Auflage, Januar 2016, ISBN 9783739231761

Herstellung und Verlag: BoD – Books on Demand, Norderstedt

Lektor: Johannes Doppler

Buchumschlag und Bearbeitung: Machrisanosamo

mcstrobl.jimdo.com

M.C.Strobl

MEINE ERSTE HAUSGEBURT

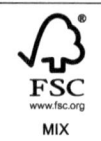

INHALT

2006	9
Sex in der Schwangerschaft	13
Die heilige Vagina	15
Dammschnitt	16
Dammschnitt oder Dammriss	20
Schmerz und Lust	24
Der verlorene Penis und die ausgeleierte Vagina	26
Der Beckenboden	29
Vagina nach einer Geburt	31
Ich erinnere mich...Hormonspirale	34
Erste Übungen für den Beckenboden	37
Dammmassage	40
Geburtsvorbereitungskurs	42
Intimität, Vertrauen, Partnerschaft	44
Vorbereitungen	
Geburtsort	48
Kontaktaufnahme mit der Hebamme	50
Vorbereitungen Tag X	53
Träume	54
Frauenarzt oder Frauenärztin?	58
Gummibärchen, Umzug, Machtspielchen, Ödeme...	62
Maria wird geboren	68
Von Wähen und Wehen	69
Ich hatte Angst zu Sterben	85
Sterben bei der Geburt	87
Stillprobleme	91

M.C.Strobl

Meine erste Hausgeburt

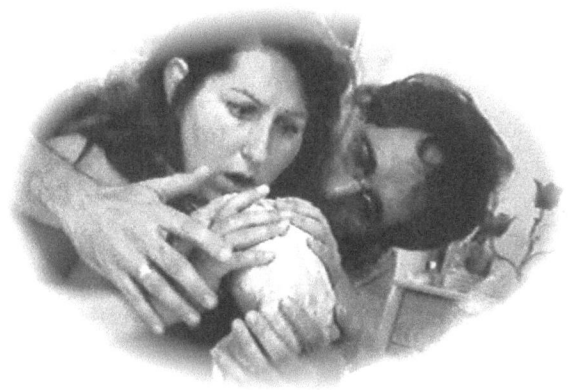

Für meine geliebte kleine Elfe!

2006

Endlich! Ich hatte ihn gefunden. Den Mann, mit dem ich den Rest meines Lebens teilen wollte. Martin war ein halbes Jahr jünger als ich und unsere Liebesgeschichte begann eher flattrig. Damals, ich war 32, war er der erste One-Night-Stand meines Lebens gewesen. ICH hatte es also nicht ernst gemeint. Er hatte diese Nacht jedoch anders verstanden und es dauerte noch viele Jahre platonischer Verbundenheit, ehe wir doch noch zueinander fanden.

Keine Ahnung, was genau passiert war. Ich hatte viele Sorgen, er war da. Einfach da. Und als er mich in den Arm nahm, fiel alles von mir ab. Mein Verstand hatte keine Chance. Es fühlte sich unglaublich gut an, wenn er mich massierte und mich streichelte. Ich hatte mich Hals über Kopf in ihn verliebt. Außerdem kochte er die leckersten und geilsten Spaghetti meines Lebens. Und meine Tochter Sarah war wirklich sehr überrascht, als wir ihr verkündeten, dass Martin eigentlich nicht unser Koch war.

Ich wollte unbedingt ein Kind mit ihm bekommen. Wir konnten so herrlich miteinander schlafen Ich konnte mich so gut fallen lassen, wie es mir zuvor nur mit einem einzigen Mann, dem Vater von Sarah, möglich war. Leider hatte diese Verbindung nicht geklappt. Sarahs Vater war immer schon ein intellektueller Einzelgänger. Sich anzupassen gelang ihm beim besten Willen nicht. So hatte ich mich bald nach der Geburt für das Amazonenleben entschieden.

In der Zeit mit Sarah, als wir beide nur uns allein hatten, sehnte ich mich jedoch beständig nach einer Familie, so richtig mit Vater und Haus und so. Ich wollte unbedingt noch Kinder kriegen, vielleicht in einem kuscheligen Nest zuhause. Aber nur mit dem richtigen Partner. Die Uhr tickte. Ich war nun 32. Um all das umzusetzen, was ich vorhatte, durfte nicht mehr zu viel Zeit vergehen.
„Bitte, liebes Universum, schick mir jetzt dann bald eine Familie!"
Und das Universum begann für mich zu arbeiten. Das klappt echt!

Ich hatte das Alleinerziehen, das Alleinentscheiden, dieses Allein-alles-Durchstehen-müssen einfach satt. Aber es musste passen. ER musste passen. Es gab ja viele nette Männer, aber das Entscheidende fehlte meistens.

War einer gutaussehend und vermögend, dann zeigte sich nach den ersten charmanten Wochen, dass er ein Schlitzohr war oder knausrig.

Oder ein Mann entpuppte sich beim ersten Sex als Chauvi: „Was, wie ich dich lecke, das gefällt dir nicht? Bis jetzt hat sich noch keine beschwert!"

RUMMS! Und schon lag er verdattert am Boden neben der Couch.

Da war auch der Supersoftie, der es nicht einsah, warum er nach dem exzessiven Sex auf der Couch nach Hause fahren musste, wo er doch eigentlich seinen Platz neben mir im Bett sah. Auch ein paar Musiker waren dabei. Es war eine schöne Zeit, doch irgendwas stimmte nicht. Kann schon sein, es hatte vielleicht damit zu tun, dass ich in meiner Kindheit Nähe und Sexualität irgendwie nicht so ganz angemessen erfuhr.

Mit Martin war das anders. Ich erzähle diese Dinge bewusst, denn ich bin überzeugt davon, dass die Qualität der Partnerschaft beim Kinderkriegen eine äußerst markante Rolle spielt. Bei der Zeugung, beim Verlauf der Schwangerschaft, bei der Geburt und im Wochenbett.

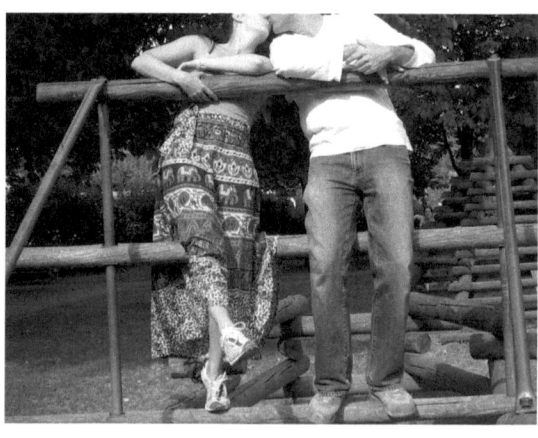

Im Juli 2005 bemerkte ich, dass ich schwanger war. Der Schwangerschaftstest war positiv. Wir freuten uns. Die Freude nahm fünf Tage später ein jähes Ende. Ich bekam Blutungen...

In einem Brief an unser ungeborenes Kind verabschiedeten wir uns von ihm und traurig übergaben wir diesen der Donau.

Ich wurde ein wenig nervös. Sollte es denn vielleicht doch nicht so klappen zwischen uns? Würde jetzt eine Prozedur seinen Lauf nehmen, wie sie viele kinderlose Paare erlebten, von einem Arzt zum anderen, unangenehme medizinische Eingriffe, ständiges Bangen und Bibbern, Vögeln zum vorgegebenen Zeitpunkt?

Brrr! Sollte ich wieder von meinem Arzt hören, dass ich einmal Glück gehabt hatte mit Sarah, ich dennoch eher zu den Frauen gehöre, die keine Kinder kriegen können?

Ende August hatten wir vor zu heiraten. Kinderlos wollte ich mit ihm nicht bleiben. Ich entdeckte in einem schlauen Buch den Hinweis auf Mönchspfeffer[1], der den Zyklus reguliert und „fruchtbarer" machen kann. Außerdem fand ich auch in der Homöopathie etwas Passendes: Sepia, die Tinte des Tintenfisches in einer sehr hohen Potenz. Auch er versprach, den Zyklus „knackiger" zu machen, den Eisprung zu verlängern, sogar alte Blockaden zu lösen, die eine Schwangerschaft verhindern konnten.

Also besorgte ich mir diese Hilfsmittel. Unsere spätsommerliche Hochzeit, in kleinem Rahmen geplant, wurde dann doch ein sehr gelungenes Fest mit über 40 lieben Gästen. Zwei Wochen später sollte ich meine letzte Periode haben....

Es muss Ende September gewesen sein. Ich hatte eine Grippe, die mich ans Bett fesselte. Hohes Fieber, Kopfweh, eine dumme Erkältung. Ich hatte mir einen von diesen Grippe-Brausegetränken gemacht, die man ganz heiß trinkt. Keine Ahnung, was davon der Auslöser war, oder ob überhaupt dieses Mittel, aber ich wurde richtig scharf auf Sex.

Ich hatte etwa 39°C Fieber!!!

---

[1] MÖNCHSPFEFFER: auch Keuschbaum, Liebfrauenbettstroh genannt; Pflanzenart aus der Familie der Lippenblütler; Hormonregulation, verlängert häufig die Follikularphase (Abschnitt zwischen Menstruation und Eisprung, also die fruchtbare Phase;)

Mein Mann war da und wir erwarteten einen Besucher. Bevor unser Freund Robert kommen würde, liebten wir uns noch schnell und heftig. Es musste jetzt einfach sein, es war wie ein Rausch! Und es war wahnsinnig intensiv!
Tja, und ich glaube, DAS war's gewesen!

Zwei Wochen später hielt ich einen positiven Schwangerschaftstest in Händen. Wir freuten uns wahnsinnig!

Es folgten einige Wochen beständiger Übelkeit. Nicht so stark, dass ich mich übergeben musste, jedoch auch nicht gering genug, um mit dem Alltag gewohnt fortfahren zu können. Ich fühlte mich erneut wie auf hoher See, kein Land war weit und breit in Sicht. Das war mühsam. Sehr oft lag ich auf der Couch, blass und schlapp. Meine Mutter tadelte mich, wenn sie zu Besuch kam. Ich konnte doch nicht einfach hier herumhängen und nichts tun. Das wäre doch erst der Anfang. Ich solle mich nicht so gehen lassen.

Ich ließ sie reden. Ihre Vorstellungen von Mutterschaft hatte ich bereits für mich reflektiert. Es waren ihre Prägungen, aus einer Zeit vor meiner Zeit. Damals auf der Uni im Audimax in Wien erklärte die Frau Professor der Entwicklungspsychologie, wie wichtig eine entspannte Schwangerschaft für das ungeborene Leben war. Wie essentiell es war, dass die Mutter ihren Bedürfnissen nachgeben durfte. Und wenn die Müdigkeit sie überfiel, sei es wichtig, auch für das Kind, sich einfach hängen zu lassen. Auch ihren Wünschen nach gewissen Speisen oder Getränken sollte sie nachgehen dürfen. Es würde erster Frust entstehen bei diesem kleinen Bauchzwerg.
ICH würde meinem Kind das sicherlich nicht antun. Im Gegenteil: Ich spürte sehr genau in mich hinein und nahm so allerlei Neues in mir wahr...

SEX in der Schwangerschaft
„sexual healing"

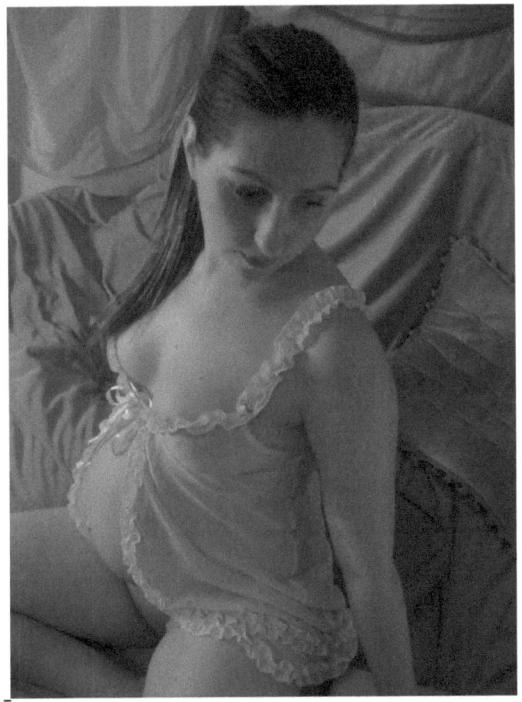

Ich muss sagen, die intensivste Phase in meinem bisherigen Sexualleben hatte ich in der Schwangerschaft meiner zweiten Tochter.
Mein Mann und ich waren erst kurz verheiratet gewesen und wir harmonierten prächtig im Bett.
Die Schwangerschaftshormone machten mich fast verrückt. Ich wurde enorm weich und flutschig und ich war fast 24 Stunden am Tag richtig heiß. Wenn ich nur einen Augenblick an meinen Mann dachte, fing alles in meiner Mitte zu pulsieren an und ein zartorgiastisches Gefühl machte sich in mir breit. Jetzt erst verstand ich wirklich, was das Wort „Wollust" bedeutete. Musste man dafür

schwanger sein? Niemals zuvor hatte mein Verlangen so mächtige Dimensionen angenommen.

Ist ja nichts Neues mehr, dass ich leidenschaftlich gerne Sex hatte und dafür sterben würde, wenn's sein müsste. Dabei wirklich zu sterben stell ich mir übrigens auch richtig herrlich vor. Heißt ja wohl nicht grundlos „der kleine Tod".

Ich hatte schon häufiger prickelnden Sex, aber das hier übertraf alles.
Jedenfalls hätte ich meinen Mann am liebsten mit Haut und Haaren verschlungen. Fast grenzenlos waren meine Gelüste…mein Verstand verabschiedete sich blitzartig, sobald mich irgendetwas an Sex erinnerte.

Ich war hungrig und durstig und jede Pore meines Körpers empfangsbereit. Dabei hatte ich doch schon ein Kind „empfangen". Höchst seltsam! Diese neuen Vorlieben waren sicherlich nicht im katholischen Sinne!
Meinem Mann Martin wurde es leider dann bald zu viel.

Der super triebhafte Typ ist er ja nun sowieso nicht, auch wenn er das Liebesspiel mit mir sehr genoss. Dennoch kam er schon ganz schön dran, mein Armer. Wenn das seine Mutter gewusst hätte, sie hätte mich wohl beiseite genommen und mich streng aufgefordert, ihren armen Sohn nicht so zu überlasten.
Aber ich finde, geschadet hat es ihm auch nicht.
Kaum verschwand Sarah in ihrem Zimmer, oder ging zur Schule oder zu einer Freundin, schon stürzte ich mich auf ihn und riss ihm die Hose runter. Auch wenn es sicherlich für den einen oder anderen interessant wäre, wie es weiterging, nähere Details würden hier wirklich zu weit gehen.

Das ging einige Monate so. Dann wurde mein Bauch zu groß und die Kontraktionen meiner Gebärmutter nach jedem Orgasmus wurden zu heftig. Das rasante Tempo und die unvergleichliche Wucht, die über mich kamen, waren fast schon wehenartig. Allerdings weiß der Körper offensichtlich auch hier, wann Schluss ist, denn meine Gier verzog sich allmählich mit Fortschreiten der Schwangerschaft.

Die Qualität meiner Sexualität veränderte sich. Die gesamte Schwangerschaft über blieb ich zwar in diesem „bereiten Zustand", dennoch war „Vögeln" keine geeignete Option mehr. Mit zunehmender Leibesfülle fand ich meinen Bauch schutzbedürftiger. Es wurde nun viel gekuschelt und gestreichelt. Und wir fingen recht bald an, meine Liebeshöhle für den Geburts-Tag unserer Tochter vorzubereiten.

*

DIE HEILIGE VAGINA

Was passiert denn um Himmels Willen mit meiner engen, lustspendenden Höhle, der Scheide, wenn da so ein kleiner Mensch herauskommt?

„Das geht sich doch nie aus!"
„Da wird ja alles kaputt!"
„Das Kind wird steckenbleiben!"
„Wie soll ich jemals wieder Lust haben können oder Lust bereiten können, wenn meine Vagina so ausgeleiert ist?"

Das waren meine Fragen, bevor ich mein erstes Kind bekam.

Ich habe einmal die anatomischen Daten recherchiert:

Die Vagina (die; auch Scheide, Mutterschoß, Bucht)

Länge: 7-8 cm im Ruhezustand
9-11 cm bei sexueller Erregung

Durchmesser: 2 cm im Ruhezustand (ca. 6cm Umfang)
6-7 cm bei sexueller Erregung (ca. 19 – 22cm Umfang)
9-12 cm bei der natürlichen Geburt (ca. 28 - 38cm Umfang)

Heute weiß ich, dass Vaginen natürlich extrem unterschiedlich sind. In der Natur gibt es bei jeder Gattung größere und kleinere Exemplare. So wie alle Organe des menschlichen Körpers sind auch die weiblichen Geschlechtsorgane sehr mannigfaltig und unterschiedlich ausgebildet. Jedoch gibt es ein paar ganz besondere Spezialitäten dieses wunderbaren Organs: Es ist naturgemäß in der Lage, sich wie eine Ziehharmonika aufzufächern und zu dehnen. Je besser die Bedingungen, umso flexibler kann frau werden.

Unter den vielen Gedanken und Sorgen, die ich mir damals als Geburtsunerfahrene machte, dominierten stets diese Horrorvisionen der unzähligen Erzählungen von Dammschnittentbindungen.
Bei meiner ersten Schwangerschaft im Jahre 1997 lag die Dammschnittrate in Österreich bei etwa 50%. In vielen Kliniken wurde bei nahezu allen Erstgebärenden prophylaktisch die Episiotomie angeordnet.

Ich bin heute überzeugt: Dieser Schnitt ist eine Frechheit und gehört in das Mittelalter.

*

DAMMSCHNITT

„Episiotomie" heißt dieses Verbrechen, wodurch Millionen von Frauen um das 18. Jahrhundert herum routinemäßig ihre körperliche Unversehrtheit verloren.

Die Ärzte nahmen und vielen nehmen immer noch an, dass dieser Schnitt die Geburt für Mutter und Kind erleichtern würde. Als Rechtfertigung dafür mussten dann stets die Fälle des schlimmen Dammrisses herhalten, der gelegentlich bei den „angeleiteten Pressgeburten" in horizontaler Gebärhaltung entstand. Bei einer solchen wurde das Baby, häufig auch durch Zugabe von Wehenverstärkern, und unter Anleitung „hinausgetrieben". Der Damm bekam nicht die Zeit, die er brauchte, um sich für einen sanften Öffnungsprozess bereit zu machen.

Man hatte Bedenken, wenn das Kind zu lange mit dem Kopf im Geburtskanal steckte. Fragte man sich jemals, warum?

Vielleicht benötigte die Scheide mehr Zeit, um sich zu öffnen. Oder die Frau konnte sich nicht optimal entspannen. Hatte eventuell Angst vor genau dieser Schnittintervention, oder davor, ihr Kind frei zu geben, es dem Krankenhaus auszuliefern. Wurde vielleicht zu viel Druck von außen aufgebaut?

Immerhin möchte man das „Leiden" der Frau rasch beenden. Wahrscheinlich ertrug man aber auch bloß die Schreie der Kreißenden nicht, die da in Rückenlage wie ein Käfer ihr Baby ausdrücken musste.

Geburt im Liegen?

Wie geht denn so was?
Ich könnte mir nicht vorstellen, dass ich das schaffen würde. Was für ein kontraproduktives Unterfangen! Irgendwie handelt es sich doch auch um einen Ausscheidungsprozess. Wer bitte, würde denn auf der Toilette liegend kacken?

Dass die Babys da überhaupt rauskommen, wundert mich zutiefst. Doch immer noch bekommen die meisten ihre Kinder auf dem Gebärbett. Dafür fehlt mir jedoch der Zugang.

Kein Wunder, dass sich Ärzte und Schwestern auch noch auf den Bauch der armen Frau stemmten, um das Baby mit Gewalt hinaus zu drücken.

Was danach kam, war eine unschöne Nähprozedur. Egal ob mit oder ohne Schmerzmittel, [ich habe beides erlebt] so etwas ist störend während eines fundamental wichtigen und prägenden

Zeitraumes, nämlich der ersten extrauterinen[2] Lebensstunde des Neugeborenen. Man nennt diese wichtige Phase „Bonding"[3].

Was kann daran schön sein, wenn man sein Kind nach der Strapaze endlich in Ruhe betrachten, es an die Brust legen möchte und jemand operiert noch da unten herum?
„Das ist halt so. Da kann man nichts machen. Zum Glück vergisst man das dann alles!", höre ich immer wieder von Müttern.

Warum soll ich denn den schönsten Tag meines Lebens vergessen müssen?

Ich kann mir keine meiner Geburten leicht oder geschmeidig reden. Aber ich kann sagen, im Wesentlichen waren sie schön. Schön in ihrer Kraft, ihrer Würde und ihrer Ehrlichkeit. Ich liebe Instinktives. Ich liebe erdige Erfahrungen, denn sie können mit einer geistigen Tiefe einhergehen. Ich mag es, wenn ich den Sinn einer Sache erkenne.

Ganz wichtig empfand ich es, bei der Geburtsarbeit Menschen bei mir zu haben, mit denen ich einen gewissen Gleichklang erleben kann.
Ich glaube nicht, dass ich völlig entspannt sein könnte, wenn diesem außerordentlich energetischen und spirituellen Erlebnis „Fremde" beiwohnen würden oder dies an einem Ort geschieht, der nicht für mich passt. Heute verstehe ich, der beste Ort zum Gebären ist das eigene Zuhause, die eigenen vier Wände. Denn nur da kann man völlig unbeschwert sein wie man ist. Ich halte dies für eine

---

[2] EXTRAUTERIN: außerhalb der Gebärmutter, vesus „intrauterin": innerhalb des Uterus

[3] BONDING: prägende erste Phase während der ersten Stunde nach der Geburt zwischen Mutter und Kind. Hier beginnt auch die erfolgreiche Stillbeziehung. Wie wichtig diese Prägungsphase ist, zeigt auch Konrad Lorenz mit seinem berühmten „Entenexperiment": Die erste Bezugsfigur, die ein neugeborenes Küken erblickt, wird als seine Mutter anerkannt. Bei Menschenkindern ist das nicht viel anders. Es erklärt auch, warum viele Kaiserschnittgeborene Kontaktschwierigkeiten zu ihrer Mutter haben, die ja in dieser Stunde medizinisch versorgt werden muss.

fundamentale Voraussetzung, um ohne Hektik und Anspannung zu gebären.
Die „völlige Entspannung" ist das Geheimnis der befriedigenden, florierenden Geburt.

Wenn ich eine Schwangere treffe, würde ich am liebsten gleich mit der Türe ins Haus fallen, und ihr zurufen: „Pass auf deine Muschi auf!"
Doch so auf die Schnelle könnte das leicht irritierend, wie missverständlich wirken. Die Sectio wäre dann die logische Konsequenz, um dieses Problem rationell zu umgehen.

Ich mit meiner immer noch (wieder!) zierlichen Grotte bin der lebende Beweis dafür, dass es diesen brutalen Schnitt nicht braucht. Immerhin habe ich vier Kinder zwischen 2,25 kg und 4,10 kg geboren. Und das, obwohl die meisten Ärzte dies für riskant hielten. Ich gebe zu, es war harte Arbeit, aber meine Hebamme hat mir und meinem Gewebe immer genug Zeit gelassen, um sich aufzufächern. Auch wenn es viele Stunden länger als „normal" bedeutete.

Und ich weiß, es gibt immer noch genug Geburtshelfer, die einen anderen Zugang haben. Nach spätestens 1 Stunde Pressphase (beim ersten Kind, bei jedem weiteren verringert sich die Toleranz) wird im Krankenhaus medizinisch eingegriffen.
Dennoch ist ein Dammschnitt eine Körperverletzung mit meist lebenslangen Folgen. So ein Schnitt ist schnell passiert. Mag auch sein, dass man diesen, wie es stets propagiert wird, während der Presswehen wenig bis gar nicht spürt. Das habe ich oft so gehört. Doch es gab auch Ausnahmen.

Ich habe eine Freundin, die eine überzeugte Dammschnittgebärende ist. Diese zartgliedrige Frau, selbst Medizinerin, hat fünf Kinder geboren. Im Krankenhaus, ruck zuck. Sie selbst bestand gleich zu Beginn der Austreibungsphase auf dem Schnitt, weil sie der Meinung war, dass es immer besser ist, wenn man die Babys schnell aus dieser Enge entlässt. Außerdem war sie überzeugt davon, dass ein langer Pressvorgang zu späterer Inkontinenz führen würde.
Es bestätigte sich nicht, da ich meine liebe Freundin vor einem Jahr in der Klinik besuchen durfte. Sie hatte sich die Blase operieren

lassen müssen, da sie inkontinent geworden war. Eine ziemlich unangenehme OP.

DAMMSCHNITT oder DAMMRISS

Hebammen und Anhänger der natürlichen Geburt wissen, dass es viele Möglichkeiten gibt, seinen Damm zu schützen. Dennoch gibt es keine Garantie, dass er völlig unversehrt bleibt. Dem Gewebe die Zeit zu lassen, die es braucht, um sich zu dehnen, ist eine sehr wichtige Voraussetzung. Eine forcierte schnelle Austreibung, wie sie gerne in Kliniken gesehen wird, minimiert dieses Risiko mit Sicherheit nicht.

Dennoch kommt es häufig zu kleineren Rissen, oft bloß Haarrisse in der Scheidenwand oder beim Muttermund. Dies macht kaum Beschwerden und man lässt es am besten von der Natur wieder heil machen. Die kriegt das gut alleine hin. Auch kleinere Risse I. bis II. Grades[4] verheilen ohne Nähen wirklich prima. Danach sieht und spürt man auch in der Regel nichts Unangenehmes mehr. Größere Risse (III. und IV. Grades) sollten sicherlich medizinisch versorgt werden.

PRO Dammschnitt
Wann ein Dammschnitt Sinn macht:

- Ein vernarbtes Dammgewebe. Zum Beispiel kann es aufgrund vorangegangener Dammschnitte (oder Operationen) zu einer starken Vernarbung kommen. Dies führt logischerweise zu einer Verengung des Geburtskanals. Narbengewebe ist nicht mehr in diesem Ausmaß dehnbar,

---

[4] DAMMRISS I., II. III. und IV. Grad: das Einreißen des Gewebes zwischen Vulva und After bei der Geburt. Je nach Schwere wird in vier Grade eingeteilt: I. Grad: nur Haut und Unterhautgewebe wird verletzt. Muss nicht genäht werden. II. Grad: Riss der Dammuskulatur bis zum äußeren Afterschließmuskel. III. Grad: Riss des äußeren Afterschließmuskels. IV. Grad: Riss der Schleimhaut des Rektuums.

wie unversehrtes Gewebe. Hier ist es sicherlich angebracht, eine Episiotomie durchzuführen.
- Auch genitalverstümmelte Frauen (Frauen, die nach einer „Tradition" als Kinder beschnitten und zugenäht werden), können in vielen Fällen nicht ohne medizinische Eingriffe gebären. Auch hier müssen Dammschnitte gemacht werden. Furchtbar! Diese Frauen werden doppelt und dreifach bestraft! Wofür eigentlich?
- Bei einer operativen Geburtsbeendigung mithilfe von Saugglocke. Also im absoluten Ausnahme-Notfall, sollten die Herztöne des Babys abfallen.

KONTRA Dammschnitt
Kein Grund für einen Dammschnitt ist:

- Ein „zu großes" Kind
- „Weil es in der Klinik nun mal so üblich ist."
- „Weil der Schnitt leichter zu nähen ist."
- „Weil das Kind zu schnell rauskommt."
- Damit die Geburt schneller beendet wird.
- „Weil wir hier einen Schüler haben, der das auch mal lernen muss."

Gewiss ist, dass ein Dammriss weniger Komplikationen verursacht, als eine Episiotomie. Beim Riss handelt es sich um das Einreißen des Gewebes an der schwächsten Stelle. So wird wirklich nur der Platz gemacht, der tatsächlich gebraucht wird. Er verheilt viel besser und macht auch in der Folge kaum Probleme. Vergleichen wir das mit einem Ast, der abgeschnitten oder abgebrochen wurde. Kaum ein durchschnittener Ast würde sich wieder zusammenfügen, wenn man ihn schient. Bei einem abgerissenen Ast verhält es sich anders. Verbindet man die zerklüfteten Enden miteinander und hält man sie zusammen, dann wächst mit hoher Wahrscheinlichkeit der Ast mühelos wieder zusammen.

Beim Dammschnitt, ein gerader, sauberer Einschnitt, wird meist mehr geschnitten, als nötig. Ich finde jedoch, jeder Millimeter zählt.

Klar, der Schnitt kann leichter vernäht werden, doch die Enden finden oft nicht wieder richtig passend zusammen. Der Riss ist „ausgefranster", andererseits sieht man viel besser, wo die „Teile" zusammengehören. Darum kann man immer wieder von Dammrissfrauen hören, dass alles bestens verheilt ist.

Viele Frauen, die einen Dammschnitt erfahren haben fühlen sich missbraucht. Sie wurden von außen versehrt, jemand hat ihnen ins Fleisch geschnitten, sie „beschnitten", verstümmelt. Oft, ohne sie zuvor gefragt zu haben.

Das mit dem Nähen finde ich schwierig, denn eine halbe-dreiviertel Stunde nach der Geburt (die Phase, wo zumeist genäht wird) ist der Damm in einem außergewöhnlichen Zustand. Durch die extreme Dehnung ist er nun angeschwollen und zerklüftet. Eine blöde Situation.
Sollte man warten?
Man will der frisch gebackenen Mutter eigentlich nach ein paar Stunden der Beruhigung nicht noch sagen müssen: „Jetzt nähen wir deinen Damm noch zusammen!"
Es wäre auch für die Heilung nicht das Beste, länger zuzuwarten. Je eher desto besser. Eigentlich gäbe es in der Tat gute Gründe, die Wunde sofort zu versorgen, denn die Schwellung tritt erst nach und nach ein. Ebenso die Schmerzempfindlichkeit. Gleich nach der Geburt zu nähen würde also einerseits Sinn machen, andererseits stört es in jedem Fall das Bonding.

Grantly Dick-Read, ein Frauenarzt Anfang des 20. Jhdt., der für die natürliche Geburt eintrat, praktizierte es in dieser Form, erklärte jedoch ausdrücklich, dass keine Mühe gescheut werden sollte, um den Damm zu schützen.

Ich glaube fest daran, dass ein optimal vorbereiteter Damm, eine gut informierte Gebärende, eine entspannte Atmosphäre mit vertrauten Begleitern, eine erfahrene Hebamme, eine aufrechte Gebärposition, gute Atemtechnik, sowie Öle und Kaffeekompressen unter der Austreibungsphase zu einer deutlichen Verringerung der Dammverletzungen führen.

Sollte es doch zu einem kleinen Riss kommen, heilt der Damm wieder gut mit Eichenrinden-, Beinwell- oder Calendulasitzbädern, sowie Johanniskrautöl. Außerdem kann man sich die Narbe (innerhalb der ersten Wochen) auch lasern lassen, was die Wundheilung noch zusätzlich optimiert.

Bei Dammverletzungen (ob genäht oder nicht) ist es wichtig, dass die Mutter in den ersten Tagen viel liegt, sich wenig anstrengt und die Beine möglichst nicht in Spreizhaltung bringt. Das alles entlastet den Damm und lässt ihn sanft heilen.

Mitunter kann auch die Geburt im warmen Wasser Wunder wirken. Ich habe oft von Müttern gehört, die völlig verletzungsfrei und leicht Kinder über 4000g im Wasser geboren haben.
Dieses wäre auch mein Wunschtraum gewesen. Eine Wassergeburt blieb mir leider bei allen Kindern verwehrt.

Und man sieht wieder: Man kann vieles planen, und dennoch kann es geschehen, wie es mir widerfahren ist, dass man sich erst unter der Geburt klar wird, was einem wirklich dem Wesen nach entspricht und guttut. Und was immer das auch sein mag, wir sollten es durchziehen. Denn das ist der richtige Weg.

SCHMERZ UND LUST
Die unbegrenzte Macht der Liebe

„Die Scheide einer richtig losgelösten Frau kann sich entspannen und weit werden. Schier unendlich weit."

Irgendwann las ich diese Botschaft in einem Buch von Ina May Gaskin[5], einer amerikanischen Hebamme, welche die „selbstbestimmte Geburt" revolutionierte. Sie wird als die berühmteste Hebamme der Welt bezeichnet.

Hätte ich es nicht selbst erlebt, ich hätte es nicht geglaubt. Ich empfand meine Liebeshöhle immer als extrem eng. Und auch meine Liebhaber sahen das so.
Nun wissen wir alle, dass Männer gerne enge Scheiden penetrieren.
Dennoch dauerte es viele Jahre, bis ich erleben durfte, dass nicht unbedingt die Enge über ein lustvolles, sexuelles Erlebnis entscheidend ist, sondern die Zirkulation in den Blutgefäßen, die Durchblutung derselben. Bei richtig guter Stimmung und Stimulierung kann meine Liebeshöhle nämlich zaubern...

Eine richtig erregte Vagina ist nicht eng im Sinne von fest oder einklemmend, sondern einladend, „bereit", anschmiegsam, lebendig, ungeheuer „flutschig" und man bekommt das Gefühl, alles ist möglich.

Ich gebe zu, dieses Gefühl erlebt man nicht mit jedem netten Typen, da spielt auch die so genannte Chemie eine bedeutsame Rolle. Intimität. Und Zeit. Ich muss das Gefühl haben, alle Zeit der Welt zu haben. Wenn er dann auch noch gut riecht und die Musik im

---

[5] INA MAY GASKIN: geboren 1940, lebt in Tennesse, wo sie seit 40 Jahren auch die berühmte „Farm" leitet, ein außerklinisches Geburtshilfezentrum für die aktive, natürliche Geburt. Die extrem niedrige Rate von medizinischen Interventionen spricht für sich. Gaskin unterrichtet Hebammen und Geburtshelfer und ist Schriftstellerin. Das „Gaskin-Manöver" (der Vierfüßlerstand) bei Schulterdystokie wurde nach ihr benannt.

Hintergrund passt, dann kann dem Höhenflug nichts mehr im Wege stehen.

Genau so ist es beim Gebären.
Eine befreundete Hebamme sagte einmal: „Mit derselben Energie, wie das Kind in den Bauch hineingekommen ist, so sollte es auch geboren werden."

Nicht ganz einfach. Ich gebe es zu. Kaum eine Frau kann sich vorstellen während heftiger Wehen erotische Streicheleinheiten zu genießen.
Aber wenn man diese Möglichkeit einmal nur in Betracht zieht, dass es eventuell möglich wäre, sich lustvoll zu öffnen und wenn auch noch der Partner dafür zu interessieren ist, dann ist das in jedem Fall schon eine große Bereicherung.

Ich habe mehrmals gelesen, dass es Frauen gibt, die während der Geburt Orgasmen erlebten.
Auch ich selbst erinnere mich an eine Phase, wo ich das Gefühl hatte, mein ganzer Körper würde jeden Moment vor Spannung explodieren. Durch das Hinausschieben meines Kindes musste irgendwie auch mein G-Punkt stimuliert worden sein. Wer weiß? Jedenfalls genoss ich himmlische Höhenflüge in der ersten Phase der Austreibungsperiode. Ich weiß auch noch sehr gut, wie verdutzt ich war bei diesen Empfindungen, die ich keinesfalls in dieser Situation erwartet hätte. Nach vielen Stunden des stetig ansteigenden Schmerzes katapultierte mich diese Empfindung von einer Sekunde auf die nächste in den Himmel. WOW!
Das soll mir mal eine Wunschkaiserschnittmutter nachmachen?

*

Der verlorene Penis
und
die ausgeleierte Vagina

„Das wichtigste Sexualorgan liegt zwischen den Ohren, nicht zwischen den Beinen."
Milton Diamond,
amerikanischer Sexologe

Es ist noch gar nicht lange her, da las ich von einem „neuem Syndrom", das die Runde macht. Damit wird in den USA und England nun für Kaiserschnittgeburten geworben.

„Preserve your love channel. Take a caesarean!"

Hier wird tatsächlich öffentlich die „ausgeleierte Scheide" nach einer vaginalen Geburt zum Thema gemacht. Das muss man sich mal vorstellen!? Was für eine Werbekampagne ist das denn? Darf das überhaupt sein?
Was für ein Bild entsteht hier? Sind alle Mütter, die ihre Kinder natürlicherweise geboren haben, sexuell nicht mehr kompatibel? Habe ich tatsächlich keine befriedigende Sexualität mehr, wenn ich mit meinem Mann schlafe? Kann ich meinen Mann mit meiner Yoni[6] wirklich nicht mehr befriedigen?!

Wer bitte kann so ein herabsetzendes Bild über uns natürlich Gebärende schaffen?

Ich habe nachgedacht. Ich finde, diese Reklame geht zu weit, sie befindet sich im wahrsten Sinne des Wortes unter der Gürtellinie.
Was wissen wir von Attacken unter der Gürtellinie? Dass die abwertend sind, dass sie beleidigend sind, dass sie entwürdigend

---

[6] YONI: Die tantrische Bezeichnung für Vagina. Das männliche Pendant ist der „Lingam"

sind. Dass sich hier jemand „auf Kosten anderer" bereichern und aufwerten möchte.

Es ist in Zeiten wie diesen nicht mehr vonnöten, eine derart destruktiv- gefärbte Rhetorik anzuwenden, es sei denn, jemand verhält sich unprofessionell. Nicht sachlich. So sehe ich das.

Wann kann jemand nicht sachlich sein?
Genau, er nimmt es persönlich!
Und ich glaube, hiermit habe ich das Rätsel geknackt.

Steckt dahinter vielleicht eine zutiefst unsichere Frau, die ihren Kaiserschnitt (man bedenke, dies war eventuell auch die Geburt ihres Kindes) ins gute Licht stellen will? Muss deswegen alles andere schlecht geredet werden?

Oder sind hier erneut ökonomisch manipulative Werbestrukturen verantwortlich zu machen?

Ich denke, diese Vorbehalte sind nicht neu oder ein Mode-Phänomen. Dennoch hat sich das sexuelle Bewusstsein der Frauen in den letzten Jahrzehnten wesentlich geändert. Ob gänzlich zum Vorteil bleibt dahingestellt. Frauen sind freizügiger geworden. Junge Frauen sprechen ungeniert im Internet über ihre Schamlippen, die Penisgrößen ihrer Männer, etc. Freizügiger ist alles geworden, aber wird Sexualität heutzutage nicht zu sehr genitalisiert? Meint frau, sofort nach der Entbindung wieder mit ihrem Mann schlafen zu können? Wollen? Sollen? Müssen?

Erst neulich fragte mich eine 18-jährige, ob es denn stimmt, dass man gleich nach der Geburt keinen Tampon mehr nehmen könnte, weil er rausfallen würde??

UFF!
1. Also, gleich nach der Geburt hat frau wenig Lust auf Tampons, denn die Geburtswege sind einigermaßen beleidigt und wollen in Ruhe gelassen werden. Das ist sicherlich die Regel.
2. Eine Scheide, die sich um ein vielfaches ausgedehnt hat wird nicht sofort wieder eng werden können. Es braucht schon seine Zeit. Das Wochenbett dauert 6 – 8 Wochen und ist dazu

da, der Frau, auch ihren Genitalien, diese Ruhephase zu gönnen. In dieser Zeit kann man sicher nicht erwarten, eine kleine metallene Geishakugel[7] mit 20 mm Durchmesser im stehenden Zustand in der Scheide zu halten. Wahrscheinlich auch keine 40mm Silikonkugeln. Obwohl, es kommt darauf an...aber dazu gleich...

Verhält es sich bei dem Mythos der ausgeleierten Liebeshöhle vielleicht so wie beim „Stille Post"-Spiel? Sind da nicht böse Gerüchte im Gange?

Nachvollziehen kann ich so etwas schon. Ich war selbst einmal eine von denen, die sich das so gedacht hatte. Ich konnte mir wirklich nichts anderes vorstellen, als dass eine Vagina, die ein 3, 4, 5 Kilogramm schweres Neugeborenes ausspuckt, für den Rest des Leben einfach ein weiter, schlaffer Schlauch bleiben würde.

Zu oft hatte ich von ein paar Liebhabern gehört, dass sie mein enges Honigtöpfchen ganz besonders nett fanden. Sie verglichen mich in der Tat mit ihren früheren Bettgenossinnen, die da nicht mithalten konnten. Dies waren, ich bemerke es ausdrücklich, jedoch vorwiegend junge kinderlose Frauen gewesen.

Noch nicht genug: Diese „Kritik" erhielt ich auch (und erst recht) nach meiner ersten vaginalen Geburt. Natürlich nicht nach zwei Monaten, aber nach eineinhalb Jahren. Wie denn das? Wo doch mein Kind sogar 3,5 Stunden in meinem Kanal steckte, ihn sozusagen eine große Zeitspanne völlig ausgedehnt hatte (im Vergleich zur „Norm" von 30 Minuten).

Vielleicht lag es daran, dass ich meine Vagina nicht vernachlässigte. Weil sie mir zu wichtig ist. Weil ich es liebe, wie sie sich anfühlt, wenn ich erregt bin und ein erigierter Penis darin eindringt. Ich möchte ihn spüren, so intensiv wie möglich. Ihn am

---

[7] GEISHAKUGELN, LIEBESKUGELN: 2 miteinander verbundene Kugeln (unterschiedlichen Durchmessers und Materials), werden vaginal eingeführt und lösen reflektorische Muskelkontraktion aus. Die Erfindung aus Asien ist 3000 Jahre alt.

liebsten einsaugen in mich. Wenn ich ihn liebe, begehre, volles Vertrauen habe und der Mann es versteht, mich auf Touren zu bringen. Erst einmal auf Touren lässt sich ein Muskelspiel in meiner durchbluteten, vor Erregung angeschwollenen Yoni gar nicht mehr verhindern.

*

DER BECKENBODEN

„Es scheint, die meisten Frauen wissen gar nicht, dass sie da unten Muskeln haben!", hat man mir einmal mitgeteilt.
Da liegt der Hund begraben. Das ist also der Unterschied! Die Beckenbodenmuskeln.

OK, ich kombiniere: Fester Beckenboden, guter Muskeltonus, Vagina erreicht bei entsprechender Übung ihre frühere Spannkraft zurück! Es sind schließlich auch nur Muskeln.

Es ist eigentlich ganz einfach.

Man weiß doch von den jungen Männern, die ihre Arm- und Bauchmuskeln trainieren, dass sie, auch wenn mal ein paar Jahre krank oder nachlässig, sie sehr schnell wieder „in Form" kommen, sobald sie wieder trainieren. Das ist anders bei denen, die als Jugendliche vor dem Fernseher versumpft sind. Die werden sich niemals diese supertollen SixPacks antrainieren können. Ist leider so.

Wenn eine Frau vor der Geburt ihre Liebesmuskeln vernachlässigt, dann wird der Tonus danach auch nicht viel besser sein. Das liegt aber dann nicht an der Geburt. Sondern am Musculus pubococcygeus, kurz der „PC-Muskel". Gemeint ist der Ring aus Muskeln, der die Scheide umschließt.

Ein gewisser Doktor Albert Kegel hat sie in den Fünfzigerjahren erforscht und ein paar Übungen entwickelt, wie man diese Muskeln straff kriegt. Seine Ansicht war (und ich teile sie mit ihm), dass eine Frau, die es versteht, ihre Scheidenschließmuskeln willkürlich und rhythmisch zusammen zu ziehen, beim Koitus ihrem Partner, wie auch sich selbst, ein Maximum an sexueller Lust verschaffen kann.

Nicht selten erfahren Frauen erst in der Menopause von ihren intravaginalen Möglichkeiten, wenn die lebenslange Vernachlässigung ihre Folgen zeigt in Form von Scheiden-, oder Gebärmuttervorfällen, sowie Blaseninkontinenz. Dann werden ihnen diese Übungen von den Ärzten „verschrieben" und von den Physiotherapeuten gelehrt. Es empfiehlt sich tatsächlich, früh damit zu beginnen.

Die Kegel-Übungen können auch im späteren Leben noch Früchte tragen.
 Oft hörte ich schon: „Hätte ich nur früher gewusst, dass ich da unten Muskeln habe, dann wäre auch mein Liebesleben erfüllter gewesen."
 So manche erlebt ihren ersten Orgasmus erst mit 50 Jahren. Denn mit der Spannkraft des Beckenbodens erhöht sich unweigerlich die körperlich-sexuelle Erlebnisfähigkeit. Nicht nur bei der Frau. Auch Männer haben Beckenbodenmuskeln!

Die „Rückbildung" nach der Geburt benötigt selbstverständlich Zeit. Die meisten jungen Mütter kümmern sich eine längere Phase nach der Geburt nicht sonderlich um ihre Geschlechtsorgane. Das ist wohl naturgegeben, da „das Junge" nun 100%igen Nestschutz braucht. Wir dürfen nicht vergessen, dass das menschliche Neugeborene eine „physiologische Frühgeburt" ist. Es ist in den ersten Monaten vollkommen hilflos. Kein anderes Säugetier braucht ein Jahr um das Gehen zu beherrschen. Und noch viel länger, um für sich selbst sorgen zu können. So kommt auch das Stillen nur richtig in Gang, wenn die Mutter bei ihrem Kind verweilt.

Eine Frau, die erst Mutter geworden ist, ist in den meisten Fällen nicht sonderlich an Sex interessiert. Die mütterlichen Hormone sorgen dafür, dass sie in himmlische Sphären aufsteigt, wenn sie ihrem Baby beim Schlafen zusieht. Da kann ein lüsternes Männchen abziehen. Diese Sensation kann er ihr nicht bieten.

Später wieder!

Vagina nach einer Geburt

Die Geburt meines ersten Kindes im Krankenhaus war gut verlaufen und ich kam mit einem Dammriss 2. Grades, der flott genäht werden konnte, davon. Aber Sarah war ja auch ein Frühchen gewesen, hatte ein sehr zartes Köpfchen mit 32 cm Durchmesser gehabt.

Ich dachte früher stets, nach einer Vaginalgeburt wäre die Scheide auf Dauer ausgeleiert. Nun, gleich nach der Geburt sieht das sicher nicht sehr ansprechend aus da unten.

Am nächsten Tag bat ich meine Hebamme um einen Handspiegel, denn ich wollte ja wissen, ob ich mein Sexleben jetzt ad acta legen musste. Man konnte ja angeblich auch anders Spaß haben im Leben. Mit dem Muttersein ändert sich nun mal auf dramatische Weise das ganze Leben. Man kann halt nicht alles haben.

Ich brauchte nur an mein entzückende Baby da neben mir im Bettchen zu denken...der Sex würde mir da nicht mehr so fehlen. Dafür hatte ich ja jetzt ein Kind! Aus Punkt Basta!

Auch hier wieder eine merkwürdig verdutzte Reaktion der Hebamme, die dann gestand, dass sie noch niemals von einer Wöchnerin wegen eines Spiegels gefragt wurde.
„Naja, ich muss doch wissen, wie das da unten jetzt aussieht?"
Sie reichte mir den Handspiegel mit Vergrößerungsglas und nickte amüsiert. Ich glaube, sie fand mich echt schräg. Sie erklärte sehr liebevoll, sie ließe mich jetzt allein.
Ich nahm den Spiegel und schob meine Bettdecke runter. Vorsichtig zog ich meine Beine an und spreizte sie ein wenig. Es war früher Nachmittag, also war nicht anzunehmen, dass ich plötzlich unerwünschten Besuch bekam. Die Besuchszeit begann ja erst um 16 Uhr.
Zum Glück war der Raum hell erleuchtet und ich konnte ganz gut sehen, was sich da zwischen meinen Beinen so abspielte.

Ich war auf alles gefasst, auf Bomben- und Granateneinschläge. Aber darauf nicht: der Spiegel zeigte mir meine etwas geschwollene und etwas blutige Vulva, die ansonsten aber recht ordentlich aussah. Gar nicht riesig und ausgeleiert. Wahnsinn! Wie war das denn möglich?

Klar hat das dann eine Weile gedauert, bis ich mich wieder zurechtfand. Aber meine Geschlechtsteile, wenn sie auch nun einen kleinen Schönheitsfehler in Form einer 2cm Dammnaht hatten, kamen trotzdem wieder prima in Schuss. Ein paar Wochen brauchte es aber schon, bis ich mich wieder über eine sexuelle Aktion wagte. Und es klappte dann auch besser, als erwartet.

Natürlich startete man behutsam. Ich fühlte mich nun wieder wie eine Jungfrau. Ich gebe zu, zu Beginn war ich nicht begeistert und ich fand, alles fühlte sich nun merkwürdig fremd an. Männer sind da halt auch gleich wieder so ungestüm. Mir konnte es nicht langsam genug gehen, Zeitlupentempo war noch zu schnell. Ganz langsam wollte ich nun Millimeter für Millimeter wahrnehmen. Auf Lust war ich noch nicht aus. Das war noch zu früh beim ersten Mal. Ich war sehr erstaunt, dass ich keinerlei Schmerzen dabei hatte.

Dennoch wagte ich kein Rein-Raus- Gebumse. Das wäre jetzt völlig fehl am Platz gewesen.
Würde denn jemals wieder so richtig hemmungslos gefickt werden? Sicher war ich nicht.

Doch mit jedem Versuch wurde es besser und ich zuversichtlicher. Übung macht halt doch den Meister. Entweder ich hatte mich an das neue Gefühl in meiner Scheide gewöhnt oder es hatte sich tatsächlich alles wieder an die rechte Stelle gerückt, quasi auf Werkseinstellung. Und doch war etwas anders geworden.
Die sexuelle Erlebnisfähigkeit hatte sich verändert. Diese war irgendwie besser denn je.

Lag es vielleicht an der Stillzeit?
Wohl kaum, denn es heißt ja immer, dass das Stillen bei Männern nicht sonderlich beliebt ist. Erstens sollen viele Männer eifersüchtig auf das Baby sein, dass nun an den Nippeln hängen darf. Und

zweitens ist die Libido der Mutter durch den Stillhormonhaushalt (mittels Prolaktin) ziemlich herabgesetzt.

Das stimmt schon. Mit einem Baby ist frau erst mal einige Monate vollkommen glücklich und zufrieden. Einen Mann braucht sie nur zum Aufpassen, zur Beschaffung kulinarischer Leckereien, maximal zum Kuscheln. Auch die Lubrikation, das Feuchtwerden der Scheide, kommt nicht so flott in Gang wie sonst.

Aber mit dem restlichen Dammmassage-Öl ging's ganz gut.
Auch mein erster Orgasmus nach der Geburt war gar nicht übel. Besser. Voller. Tiefer irgendwie. Auf den äußerst heftigen Milcheinschuss dabei war ich nicht gefasst gewesen. Puhhhh! WOW!
Mein Mann kostete auch gleich und war überrascht, denn es schmeckte ihm.

Die Dammnarbe pflegte ich mit Johanniskrautöl. Und ich glaube, das war auch die richtige Wahl. Auch innerlich nahm ich zusätzlich zu Arnica auch Hypericum in Form von homöopathischen Globuli ein, um die Heilung zu unterstützen.

Mit den Monaten wurde auch diese Narbe, die man ohnehin kaum mehr sah, immer mehr ein Teil meiner selbst. Nur bei Wetterumschwüngen konnte ich sie ein wenig spüren.
Die Angst, dass die Naht beim Sex verletzt werden würde, verflog auch mit der Zeit und nach eineinhalb Jahren war mir auch wieder danach, richtig Gas zu geben. Und es klappte.

Da ich mich 1 Jahr nach Sarahs Geburt von ihrem Vater trennte, veränderte sich auch mein Sexleben drastisch. Es folgten ein paar Liebschaften, und ich hatte einige überaus lustvolle Begegnungen. In dieser Phase wurde mir stark bewusst, dass Mutterschaft der körperlichen Liebesfähigkeit einer Frau keinen Abbruch tun muss.

Soviel zum Thema „ausgeleierte Muschi nach der Geburt".

Ich denke, frau kann eine Menge tun, damit ihr Lustorgan generell knackiger wird. Ich habe, wie bereits erwähnt, von einigen Männern berichtet bekommen, dass es viele junge Frauen gibt, welche eine

schlaffe Vaginalmuskulatur haben, obwohl sie noch nicht geboren haben. Wenn sie nach einer Geburt diese Muskeln weiterhin so vernachlässigen, dann wird sie wohl ein wenig ausgeleiert bleiben. Zumindest kann ich mir das gut vorstellen.
Ich würde mich damit nicht zufrieden geben.

Darum glaube ich daran, dass ein trainierter Muskel nach wenigen Tagen Training wieder straff und fest ist.

Wir sollten uns dennoch ein paar Wochen Zeit lassen, speziell wenn wir Dammverletzungen hatten. Solange dieses wunde Gefühl noch anhält, wir uns in Rekonvaleszenz befinden, ist es gut, dem strapazierten Gewebe erst einmal Erholung zu gönnen.

*

Ich erinnere mich...
HORMONSPIRALE

Zwei Jahre nach der Geburt meiner Tochter wechselte ich mal zwischendurch den Frauenarzt. Ich hatte ja keine Vergleichswerte, vielleicht gab es ja noch einen besseren als den meinen.

Ich war nun wieder Single und wollte erst mal mein neues Frausein richtig auskosten. Jetzt hatte ich den Eindruck, Sex war besser denn je. Ich mochte es, Erfahrungen zu sammeln, zu experimentieren und meinen neuen Körper, der nun viel erlebnisfähiger geworden war, zu genießen.
Damit auch ja nichts passieren konnte, beschloss ich, mir eine Hormonspirale einsetzen zu lassen. Ich sah den Vorteil darin, dass sie angeblich nur kleinste Mengen Gestagen abgab. Und das an der Stelle, wo es gebraucht wird. Wie unsinnig und ungesund empfand ich doch die Pille, wo man sich täglich Unmengen dieses Gestagens und auch noch Östrogene in den gesamten Organismus schießt. So etwas kann gar nicht gut sein!

Ich ging also zum Einsetzen dieser Spirale zu einem jungen, recht beliebten Privatgynäkologen in der Nähe.

Er war auch sehr nett, bis er meine Gebärmutter mittels Horrorzange einhakte, um sich einen Zugang für diese Hormonspirale zu verschaffen.
Dieser Mistkerl hatte mir vor dem Eingriff nicht gesagt, dass er meinen Muttermund auf dehnen und meine Gebärmutter mit einer Riesenpinzette vorziehen musste. Hätte er tun sollen.
Dankeschön!

Der zuvor auf ein bis zwei Minuten geschätzte Eingriff dauerte dann tatsächlich gute fünf Minuten. 5 lange Minuten, denn irgendetwas hatte nicht so funktioniert, wie der Arzt sich das vorgestellt hatte. Ich wollte wissen, ob ich denn wehleidig sei, weil ich doch ein wenig schnaufen und pfauchen hatte müssen. Spirale einsetzen tut eigentlich sonst angeblich nicht so weh.

Ich bekam ich zur Antwort: „Nein, ganz und gar nicht. Jetzt kann ich Ihnen ja erklären, was ich machen musste. Normalerweise ist bei Frauen, die bereits geboren haben, der Muttermund so verändert, dass man ungehindert das Pessar in die Gebärmutter einführen kann. Bei Ihnen war alles fest zu. Ich musste leider anders vorgehen. Bitte entschuldigen Sie die Unannehmlichkeiten. Und ich gebe ihnen schriftlich, dass sie nicht wehleidig sind."

Hätte ich es nicht selbst erlebt, ich hätte es nicht für möglich gehalten, dass eine Frau, noch dazu ich, mit einem erfahrenen Gynäkologen streiten muss, weil er ihr nicht und nicht glauben möchte, dass sie bereits ein Kind geboren hat.
Das war noch vor dem Eingriff gewesen.

Er hatte sich schon die Handschuhe übergezogen, und wollte gerade Hand anlegen, als er mich plötzlich fragte: „Aber sie haben ja noch gar kein Kind gekriegt!"
Ich lag schon breitbeinig bereit, klammerte mich an den Armlehnen fest und war wirklich nervös. Dann diese Frage.
„Wie bitte? Wie meinen Sie das?"
„Sie brauchen mich nicht anzuschwindeln, ich bin Gynäkologe!"
Augenzwinkern.

„Aber ich schwindle sie nicht an!", erwiderte ich.
Wieder Augenzwinkern!
„Na wissen Sie, ich weiß doch, ob ich ein Kind gekriegt habe!? Es war zu real, lieber Herr Doktor, als dass ich es mir hätte einbilden können. 6,5 Stunden heftigste Wehen und davon drei Stunden Presswehen ohne Gnade. So was kann man sich nicht einbilden! Außerdem wurde ich doch auch genäht! Das müssen Sie doch sehen!"

Was sollte das denn werden?
Der Frauenarzt starrte ungläubig auf meine Vulva, stand plötzlich auf, streifte sich die Handschuhe unverrichteter Dinge wieder ab und verließ den Raum. Durch die geöffnete Tür konnte ich ihn am Schreibtisch stehen sehen, wie er offensichtlich meinen Akt überprüfte.
„Tatsächlich!" hörte ich ihn aus dem Sprechzimmer murmeln.

Kopfschüttelnd schlenderte er wieder in den Behandlungsraum, direkt auf meine breit geöffneten Genitalien zu, und meinte: „Da können sie aber stolz sein, weil sie locker mit einer Jungfrau konkurrieren können. Nichts, aber auch gar nichts deutet physiologisch auf eine Geburt hin. Erstaunlich! So was habe ich auch noch nicht erlebt!"
Na toll! Nun war ich so stolz, eine Mutter zu sein, eine Geburt überstanden zu haben und ein Fachmann sagte mir so was!

Ein wenig verdutzt stieg ich von diesem Höhlenforscherstuhl ab. Er verschrieb mir noch ein Schmerzmittel, welches ich nehmen konnte, wenn es am Abend vielleicht etwas unangenehmer ziehen würde.
„Wie gesagt, das war kein ganz normaler Eingriff! Entschuldigen Sie bitte noch einmal! Aber hätte ich Ihnen das denn vorher sagen sollen? Vermutlich hätten Sie dem Eingriff dann gar nicht zugestimmt. Jetzt aber sind Sie sicher froh, dass es vorbei ist, oder?"
Irgendwie war er ja süß, aber ich war enttäuscht und ging fortan wieder zu meinem alten Frauenarzt.

ERSTE ÜBUNGEN
für den Beckenboden

Wie fange ich also gleich nach der Geburt an, mein Untergeschoss wieder in Form zu bringen?
Gut Ding braucht Weile, also lohnt es sich, es ganz behutsam anzugehen. Der Beckenboden ist meist noch ein wenig beleidigt und völlig überdehnt. Außerdem kann frau sich schnell einen unangenehmen Muskelkater einfangen. Besser mit Geduld ans Werk gehen, die Muskeln werden es uns danken.

Ein wenig „zwinkern", einen, oder zwei Tagen nach der Geburt, kann jedoch nicht schaden und reduziert sogar oft das unangenehme Spannen einer Dammnaht.
Auch Zehenkreisen (so weit wie möglich, ohne den Kopf zu bewegen) wirkt sanft auf den Beckenboden. Nach und nach verliert sich dieses Wundgefühl und dann ist es an der Zeit, kräftiger einzuwirken. Es macht auch hier Sinn, auf die Intuition zu vertrauen. Denn schließlich ist jede Frau anders.

BEISPIELE für
<u>ÜBUNGEN NACH 4 – 8 WOCHEN</u>

- Mit Lauten wie „liCK – laCK - loCK" zieht sich der Beckenboden bis zum Nabel hoch. Die starke Betonung liegt auf dem „CK".
- Rückenlage mit angewinkelten Beinen. Eine Hand liegt über dem Schambein, ich atme ein starkes „FFFFF" aus, und spüre, wie sich der Beckenboden Richtung Nabel zieht.
- Auf dem Sessel sitzend stelle ich mir eine Seeanemone vor, die sich beim Ausatmen schließt und sich nach innen zurückzieht. Beim Einatmen entspannt sich der Beckenboden wieder.
- Ich stehe mit dem Gesicht zu einer Wand und stütze mich mit den Händen ab. Nun lasse ich meinen Beckenboden sprechen, ich sage laut und deutlich: „P – T - K".
- Ich kann überall meinen Beckenboden trainieren. Ob im Auto, im Sitzen, im Liegen, im Stehen, beim

Arbeiten...besonders viel Spaß macht es mir mit Musik, zu deren Takt meine PC-Muskeln mittanzen.
- Beim Treppensteigen achte ich darauf, stets mit der ganzen Sohle aufzutreten.

Von der berühmten „Harn-anhalt"- Methode halte ich nicht besonders viel. Zu oft habe ich schon davon gehört, dass Restharn in der Blase zurück bleibt, und dies häufig zu Infektionen führt. Logisch eigentlich.
Es ist sicherlich eine Möglichkeit für eine Frau, die noch kein Gefühl für diese Muskeln hat, um mal zu testen, ob sie an der richtigen Stelle anspannt. Wenn der Harnstrahl unterbrochen wird, dann weiß sie: „Aha, so spürt sich das an!"

Meiner Ansicht nach wird der Beckenboden in unserer Gesellschaft meist vernachlässigt und ich finde dies verhängnisvoll, da ein gesunder Beckenboden auch für Selbstbewusstsein und Vitalität steht. Ein guter Beckenboden ist gut durchblutet und versorgt auch anliegende Organe und Bereiche mit. Selbst Schmerzen im Rücken und Lendenbereich werden durch einen starken Beckenboden reduziert, wenn nicht gar gelindert. Nicht zu unterschätzen in Zeiten, wo die meisten Menschen mit Haltungsbeschwerden, Kreuzweh, bis hin zu Bandscheibenschäden konfrontiert sind.

Es wäre sicherlich gut, aktives Beckenbodentraining in den Schulen einzuführen. Mögen wohl Leichtathletik und Zirkeltraining beweglicher, sowie ausdauernder machen, den Beckenboden stärken tun sie nicht unbedingt. Ich habe von jungen Volleyballspielerinnen mit Blaseninkontinenz gehört, weil sie regelmäßiger Beckenbodenüberdehnung ausgesetzt sind.

Da gefällt mir der orientalische Ansatz schon viel besser.
In vielen Kulturen lernen die jungen Mädchen schon früh, die einzelnen Muskeln des Unterleibes voneinander zu unterscheiden und sie einzusetzen.

Ich muss etwa elf Jahre alt gewesen sein, da fiel mir ein Buch über Tantra und Kundalini[8] in die Hände. Weiß der Teufel warum mich das derart faszinierte. Dasselbe war's mit dem Bauchtanz. Ich war besessen davon. Schon damals war mir klar, dass dies nicht unbedingt „normal" ist, aber ich vollzog diese Übungen mit meiner „Yoni", wie sie im Buch beschrieben waren. „Hirschübungen" nennen sie sich. Ich entdeckte früh, dass die Vagina Reflexzonen hat, die mit Organen wie Nieren, Leber, Bauchspeicheldrüse, Herz und Lungen verwoben sind. Da war gar zu lesen, dass man bestimmte Krankheiten an den jeweiligen Organen hierdurch heilen kann.

Im Laufe meines Frauenlebens hat sich der Glaube an diese These noch verstärkt. Habe ich doch ein paar Frauen kennen lernen dürfen, die sich selbst Krankheiten wie Krebs oder Geschwüre heilten. Was sie alle gemeinsam haben ist, dass sie viele Jahre ihres Lebens ihre Sexualität verdrängt hatten. Sosehr, dass sie krank geworden waren. Diese Frauen erkannten jedoch die Zusammenhänge und begannen noch rechtzeitig, ihr Liebesleben zu pflegen. Die Sexualität brachte die Energien wieder zum Fließen und der Boden für die Heilung ward geschaffen.

Bei der Hirschübung[9] werden einzelne Muskelgruppen von Anus bis Harnröhre getrennt voneinander sensibilisiert, indem frau sie gezielt trainiert.

Ich kann jeder Frau eine Auseinandersetzung mit der Kraft ihrer Mitte, und somit ihrer Weiblichkeit nur ans Herz legen. Ganz

---

[8] KUNDALINI: „Schlangenkraft", nach der Tantrischen Lehre besitzt jeder Menschen am untersten Ende der Wirbelsäule das Wurzelchakra. Dieses Chakra wird durch Techniken, wie Yoga oder Tantra in Schwingung gebracht, was zu einer Transzendenz der Energie führt. Die Kundalini erweckt sich von selbst, wenn ein gewisser Bewusstseinszustand erreicht wurde.

[9] HIRSCHÜBUNG: Methode beim Tantra, um die Sexualenergie, und somit die Lebensenergie ins Fließen zu bringen. Dabei werden einzelne Beckenbodenbereiche bewusst trainiert, was für Frauen, wie auch Männer außerordentliche luststeigernd ist. Außerdem stärkt es die Gesundheit und soll auch bei Frauen (täglich in Kombination mit einer bestimmter Brustmassage ausgeübt) ovulationshemmend wirken.

besonders, wenn dieses „Lost-Penis-Syndrom" ein Hemmschuh für die Entscheidung zur natürlichen Geburt sein sollte.

Ich kann bezeugen, dass mit ein wenig Übung die vaginale Spannkraft nichts an Qualität einbüßt. Ich hoffe, ich kann hiermit dieses falsche Vorurteil nun in das Reich der Märchen zurück schicken, wo es hingehört!

Viel mehr sollte das Augenmerk auf der Unversehrtheit deines Damms liegen.

*

DAMMMASSAGE
Ein schönes Ritual, das Sinn macht

Um für die letzte Phase der Geburt, die Austrittsphase, zu üben, hatten mein Mann und ich zur Mitte der Schwangerschaft ein nettes Ritual gefunden:

Meditative Musik, Kerzen, ätherische Öle für die Duftlampe, wie auch zur Massage verhalfen zu völliger Entspannung. Nun war mein Schlafzimmer ohnehin schon sehr lange nicht bloß Schlafplatz, sondern ein Tempel der Sinne. Schon als Kind liebte ich Himmelbetten und dies blieb so bis ins Erwachsenenalter.

Und wer jetzt meint, eheliche Erotik im Bett wäre langweilig, hat keine Ahnung! Natürlich kickt es gelegentlich, so zwischendurch mal beim Spaghettikochen auf der Arbeitsfläche in der Küche, in der Abstellkammer, im (stehenden, wie fahrenden) Auto oder im Wald Sex zu haben, doch ein schön eingerichtetes Kuschelnest kann durch nichts getoppt werden. Schon gar nicht, wenn man schwanger ist.

Ich liebe es, lange massiert zu werden und bin recht froh, einen Mann zu haben, der das auch gerne macht.

Und in Vorbereitung auf eine Geburt kann es auf ganz besondere Weise interessant sein, neue Zonen des weiblichen Körpers zu entdecken. Nämlich nicht bloß die sonst bevorzugten erogenen Zonen, bspw. die des Pobereiches oder des Klitorisbezirkes, sondern der Bereich dazwischen: Der Damm.

Ein sehr bedeutsamer Ort, denn diesen Damm wird das Baby passieren, wenn es aus der Gebärmutter rutscht. Und es wird nicht bloß „Hallo" sagen, sondern ihn auch ziemlich strapazieren und ausdehnen wie einen engen Rollkragenpulli. Flutscht es zu schnell heraus, dann hat der Damm nicht genug Zeit, um sich zu dehnen. Er wird zum Hindernis und reißt oft ein. Nicht so bei einem vorbereiteten Damm.

Damit meine „heilige Yoni" beim Rauskommen des Babys nur ja nicht verunstaltet werden würde, erschien es mir mehr als logisch, dass eine regelmäßige Dehnung des Dammbereichs das Gewebe für die Geburt elastischer machen würde.

Auch viele Naturvölker bedienen sich irgendwelcher Kürbisse oder Phalli, um den Geburtskanal zu erweitern. In „ärmeren" Ländern ist ein möglichst unversehrter Damm überlebenswichtig. Immer noch sterben jährlich viele Frauen an den Folgen von Geburtsverletzungen. Die Versorgungsmöglichkeiten sind nicht überall so gegeben, wie bei uns.

Doch die „wilden Frauen" wissen sich zu helfen. Erfolgreich, wie ich meine. Wieder ein Beispiel dafür, dass wir von primitiven Völkern eine Menge lernen können. Erst vor 20 Jahren ist in unseren Breiten jemand auf die glorreiche Idee gekommen, präventiv etwas gegen Geburtsverletzungen zu entwickeln. Dieser jemand erfand einen Dammballon. Ich werde ihn anschließend genauer beschreiben.

Leider gab es so etwas noch nicht in meiner ersten Schwangerschaft. Obwohl ich schon damals über „Trainingsmethoden" nachgedacht hatte. In dem Buch „Hebammensprechstunde" wurde sehr ausführlich über die positive Wirkung von ätherischen Ölen in diesem Zusammenhang berichtet. Also sah ich zu, dass ich mir ein kleines Sortiment davon anschaffte.

Ich bestellte mir damals teure ätherische Öle in der Apotheke. Aus Muskatellersalbei, Ylang Ylang, Türkischer Rose und Lavendel mixte ich mir dann selbst dieses Dammmassageöl.

Damals gab es diese Öle leider noch nicht in einer fertigen Mischung. Heutzutage bekommt man schon viele unterschiedliche Salben und Öle zu diesem Zweck. Gott sei Dank!

*

Ich erinnere mich...

GEBURTSVORBEREITUNGSKURS

Wir Frauen saßen im Kreis und die Hebamme befragte die Dickbäuche, ob sie denn brav Dammmassage betreiben würden, so wie sie es ihnen beim letzten Mal gezeigt hatte.

Sie demonstrierte es noch einmal, indem sie ihre linke Hand hob und den Daumen weit vom Zeigefinger spreizte. Die Hautfalte dazwischen sollte den Scheidendamm darstellen, und mit Zeige- und Mittelfinger der rechten Hand strich sie nun diesen imaginären Damm entlang, zupfte und dehnte.

Betretenes Schweigen im Raum. Ein Blick in die Runde und die Körpersprache meiner Kolleginnen sprach Bände. Gesenkte Köpfe, schuldbewusste Blicke wanderten zu den Seiten, so wie bei Mittelschülerinnen, die vergessen hatten, die Vokabeln auswendig zu lernen.

Ich dachte früher immer, eine schwangere Frau wäre mündig und erwachsen. Nun war ich selbst eine davon.
Fühlte ich mich erwachsener?

Ich kann nicht mehr genau sagen, wie die Antwort damals ausfiel. Ganz bestimmt wusste ich aber, dass ich dort, ich war 25 Jahre alt, ziemlich klar erkannt hatte, dass dies hier mit mir und für mich geschah. Nicht so, wie damals in der Schule, wo ich ständig das Gefühl hatte, ich müsste gute Noten für die Mutter schreiben.

Mein Körper trug ein wachsendes Leben in sich und wenn es ausgewachsen war, würde es herausdrängen. Und es machte mir verdammt nochmal etwas aus, ob ich mich dabei vergewaltigt fühlen würde oder mündig und selbstbestimmt.

So wie in den vielen traurigen Erzählungen aus meiner Vergangenheit wollte ich es nicht erleben.
Warum hatten erwachsene Frauen, die mit Sicherheit Sex hatten (sonst wären sie nicht schwanger geworden) plötzlich diese Jungfrau Maria-Minen? Warum diese Hemmungen, über etwas zu reden, das zwar ihre Genitalien betrifft, jedoch ausnahmsweise einmal nicht mit einer „schmutzigen" Phantasie zusammen hängt?

Hatten die nicht verstanden, worum es geht?
„Ich will mich irgendwie da unten nicht berühren!"
„Ich komme da nicht mehr so gut hin. Nein, meinen Mann trau ich mich nicht zu fragen."

Auf welchem Stern bin ich gelandet?
Ich wollte am liebsten in die Runde brüllen: „Ihr dummen Puten, wollt ihr alle eine hässliche Dammnaht riskieren?! Seid ihr zu blöd, zu bergreifen, worum es da geht?!"

Vielleicht aber hatten die einfach nicht soviel Angst wie ich. Kann sein. Doch wozu denn dieses verklemmte Getue?

Das Tüpfelchen auf dem I: Ich fragte dann einfach in die Menge hinein, ob das normal wäre, dass ich nach einem Orgasmus einen ganz harten Bauch bekam und es bis ins Kreuz zog. Nun zeigte auch die Hebamme ihr wahres, verklemmtes Gesicht.

Sie starrte mich verdattert an, so als wollte sie sagen: „Wie kannst du es wagen, hier mit SOWAS daher zu kommen, du Neue du?! Was bist du nur für ein mannstolles Weibsstück?!"

Sie hatte sich jedoch gleich wieder gefasst und ihre tatsächliche Antwort lautete: „In diesem Fall ist es das Beste, auf Sex während der gesamten Schwangerschaft zu verzichten. Viel zu groß ist doch die Gefahr, dass es zu einer Fehl- oder Frühgeburt kommt!"

Wenn ich unbedingt meinte, dass ich in meinem Zustand nicht darauf verzichten könnte, Sex zu haben, dann sollte ich in diesem Falle jedoch einen Orgasmus vermeiden. Aha!
Die Gruppe des Schwangerenkurses sah mich nie wieder.

Ich recherchierte folglich im Alleingang darüber und fand heraus, dass es ein physiologischer Vorgang ist, wenn es bei einem sexuellen Höhepunkt zu Gebärmutterkontraktionen kommt. Da die Muskeln der Gebärmutter in der Schwangerschaft um das Zwanzigfache wachsen, kann auch der Orgasmus noch intensiver erlebt werden.
Auch Wehen sind ja nichts anderes als Muskelkontraktionen des Uterus. Somit lässt sich sagen, dass ein Höhepunkt eine Wehe auslösen kann. Was schon manchmal etwas unangenehm sein kann, jedoch kein Fehler sein muss.

Vorwehen bereiten den Hohlmuskel ja auch auf die Geburtsarbeit vor. Denn, und nun sind wir wieder bei den Muskeln, nur ein gut trainierter Muskel arbeitet effizient. Also warum nicht zwischendurch noch ein paar zusätzliche Übungseinheiten („Fleißaufgaben") einlegen?

Ich glaube daran, dass sexuelle Erfüllung wesentlich zu einem befriedigenden Geburtserlebnis beitragen kann. Es lohnt sich in jedem Fall auch in der Schwangerschaft deiner Lust freien Lauf zu lassen.

Und keinesfalls auf den Orgasmus zu verzichten!

*

Intimität, Vertrauen Partnerschaft

Welche verkorksten Zustände herrschen hier in unserer Gesellschaft? Die Frauen in diesem Geburtsvorbereitungskurs beschäftigten mich noch eine ganze Weile. Die waren ja alle nicht besser, als die Frauen in meinem Familien- und Bekanntenkreis.

Alle aufgetakelt und betont schönheitsbewusst, Wunder-BH um die Brust, modern und lässig, man könnte fast glauben, emanzipiert. Aber kein Mann weit und breit! Keiner, der ihr zur Hand geht. Nicht einmal, wenn er ihre Genitalien massieren darf?

Und ich sag es auch jetzt wieder ganz klar und deutlich raus: Ich kann mir nicht vorstellen, dass die Partner so schwer zu dieser „Arbeit" zu begeistern sind!
Ich bin sicher, dass es meistens die Frauen sind, die innerlich abblocken.

Aber warum? Ist es mangelndes Vertrauen? Kennen die Partner einander eigentlich wirklich?
Wie oft schon habe ich Paare beobachtet – im Kaffeehaus, auf den Ämtern, im Einkaufszentrum, auf der Straße – und mich gefragt: „Gehören die überhaupt zusammen?"

Ich habe da einen verrückten Spleen: Nämlich, dass ich mir die jeweiligen Paare beim Sex vorstelle. Da bekam ich manchmal schon Gänsehaut. Ehrlich!
So wundert es mich nicht, dass die Frage: „Schatz, könntest du dir vorstellen, dass du meinen Damm massierst?", nicht über die Lippen kommt.

Warum sollte eine Frau in so einer Beziehung ihren Partner zur Geburt mitnehmen? Und dann tut sie es aber doch. Da stimmt doch etwas nicht!
Das macht mich traurig.

Traurig und wütend. Ich achte jedes persönliche Schicksal hoch, doch ich wundere mich täglich aufs Neue, welche „Lebensgefährten" herumlaufen.

In die Augen schauen geht oft gar nicht mehr, sich gegenseitig zu schwächen und Fremdgehen ist ganz normal geworden. Sex ist so was wie Essen oder Sport, eine Beziehung eine WG, in der einer den anderen benutzt und aussaugt? Und das in einer Zivilisation, die von sich meint, dass sie schon so kultiviert ist.

Nun, es fällt mir auf, dass wir Menschen dazu neigen, uns vieles zu erschweren. Alte Gewohnheiten, Programme und Lebenseinstellungen werden zwanghaft beibehalten. Wie die Mutter so bügelt auch die Tochter untertänigst ihrem Mann die Hemden und kocht ihm ein Supperl, während er nur bemerkt, dass die Fenster wieder mal geputzt werden sollten. Der Klassiker, wo die Frau beim Frisör war, und dem Göttergatten dies entgeht, stinkt ebenso zum Himmel, wie die Floskel: „He, was gibt's denn heut zum Essen?"

Wenn ich so etwas mitbekomme, dann möchte ich am liebsten laut hinausschreien: „Liebe Frau, warum tust du dir so was denn an? Weißt du denn nicht, dass du das Recht hast, deine Meinung zu sagen, dir einen liebevollen Mann zu suchen, eine befriedigende Sexualität zu erfahren, zu strahlen, zu blühen, und erfüllt und erfolgreich zu sein?"

Wenn ich mir ansehe, welche Vorwände Frauen plötzlich vorbringen, wenn es darum geht, sich selbst genital zu „behandeln", dann ist es wohl kein Wunder, dass es so viele Dammschnitte, so viele Kaiserschnitte, so viele Unbefriedigte, so zahlreiche Scheidungen und so viele geistig retardierte Frauen (und natürlich auch Männer) gibt. Was soll da noch werden?

Dann wird tatsächlich immer noch so gesprochen: „Am nächsten Tag dann durfte ich mein Kind sehen!" oder: *„Sie* haben gesagt, dass ich schreien darf!" oder „Ich weiß noch nicht, ob mein Mann bei der Geburt dabei sein kann!"
Na Hallo! Ja was denn sonst? Er war doch bei der Zeugung auch live dabei, oder etwa nicht?

Und was ich gerne noch fragen würde, eh ich es vergesse: „Möchtest du denn keine Geburt erleben, an die du dich gerne erinnerst? Nicht nur, weil dein geliebtes Kind da auf die Welt kam, sondern weil es ein wundervoller, sinnlicher, spiritueller und liebevoller Tag war, den du mit deinem Partner gemeinsam erleben durftest? Vielleicht der schwerste, aber ziemlich sicher der beste Tag in deinem Leben?
Warum hast du Angst vor dieser Tiefe?"

Ich verstehe diesen Zugang nicht. Es verwirrt mich, denn ich bemerke, dass ich die Wurzel dieses Übels nicht orten kann. Ich dachte immer, die Männer wären es, die die Frauen unterdrücken. Doch sind die Frauen es doch, die diese Männer erzogen haben.

Warum schwächen wir Frauen uns selbst so sehr? Was glaubst du, was Männer unternehmen würden, um ihren Penis zu schützen, wenn sie die Kinder gebären müssten?

Also Frauen, geht bitte in die Verantwortung und sorgt für eure Seelen und eure Körper! Niemand kann das besser tun, als ihr selbst!

Ich hatte natürlich bereits vor meiner ersten Geburt ausgiebig gedehnt und geölt. Und im Krankenhaus per Geburtsplan darauf hingewiesen, dass ich es nicht dulden würde, dass man mich, wie es viele Geburtshelfer immer noch nötig finden, da unten einfach aufschneidet. Nur im äußersten Notfall. Und der durfte ohnehin nicht passieren, weil ich so was von gut vorbereitet war und die Tiefenatmung allein schon durch meine klassische Gesangsausbildung richtig gut beherrschte. Also war ich gewappnet.

Ich plante jedenfalls keine Hyperventilation oder ein verantwortungsloses „Holt mir mein Kind raus! Ich gehe nach Hause, ich will nicht mehr!" ein.
So was kann ins Auge gehen, wie ich von vielen Müttern wusste. Denn ist die Mutter gestresst, stresst das auch ihr Ungeborenes, was sich an den Herztönen des Kindes bemerkbar macht. Und ist das der Fall entscheiden die Ärzte, das Kind flott zu entbinden, was den Schnitt nötig macht.
Die Kooperation mit der Hebamme ist wichtig. Viele Verletzungen lassen sich durch vertrauten, sowie respektvollen Umgang verhindern. Außerdem versteht es eine einfühlsame Geburtshelferin, die Mutter zu beruhigen. So wird die Gebärende wieder ins Geschehen, und somit in die Eigenverantwortung gerückt. Sie wird wieder in der Lage sein, mit Geduld und Konzentration ihr Kind nach dem ganz persönlichen Tempo selbst und ohne medizinische Aufwände zu gebären.

Ich glaube an die Natur und einen Instinkt. Und mein Instinkt sagte mir immer schon, dass man nicht einfach so Nadeln in einen Körper sticht oder reinschneidet. Schon gar nicht in eine Vagina! Um das zu verhindern, müssen wir Mütter für die Unversehrtheit unseres Körpers unter Umständen auch kämpfen.

Übrigens: Den Hinweis bei der Hebamme anzubringen, der Damm sei perfekt vorbereitet worden, macht sich bezahlt, denn eine gute Hebamme hat gelernt, den Damm zu schützen. Was für ein Armutszeugnis wäre es denn, wenn dieser vorbereitete Damm unter ihrer Obhut reißen würde? Meine Hebamme war jedenfalls hoch motiviert.

*

VORBEREITUNGEN

GEBURTSORT

Zuhause? In einem Geburtshaus?
Im Krankenhaus? In der freien Natur?

Wo ist denn eigentlich der beste Ort, um sein Kin auf die Welt zu bringen?

Michael Odent[10], ein sehr berühmter englischer Arzt und Geburtshelfer vertrat die Ansicht:

„Dort wo ein Paar gerne Liebe machen würde, ist der richtige Platz zum Gebären."

---

[10] ODENT, MICHAEL: Arzt und Geburtshelfer, 1930, Anhänger der natürlichen Geburt, Wassergeburt

Ein sehr kluger Mann, der die natürliche Geburtshilfe revolutionierte. Er war einst Schüler von Frederic Leboyer[11] gewesen, bevor er sich mit seinen Ideen und Methoden, allem voran die besonders sanfte Geburt im Wasser, einen Namen machte. Es gibt zahlreiche Bücher zu diesem Thema.

Die Atmosphäre muss 100%ig stimmen. Wo auch immer das ist, muss zuvorderst der werdenden Mutter überlassen sein. Zumindest ist das meine Meinung.

Die Frage ist eigentlich aus heutiger Sicht für mich ganz schnell und simpel zu beantworten. Da Gebären ja ein völlig natürlicher Vorgang ist, ist es wohl angebracht, es da geschehen zu lassen, wo wir uns am wohlsten fühlen. Wenn Mutter und Kind gesund sind und die Schwangerschaft ohne Komplikationen abläuft, kann im Grunde auf ein Krankenhaus verzichtet werden. Meist jedoch nicht auf eine gute, erfahrene Hebamme.

*

---

[11] LEBOYER, FREDERIC: französischer Geburtshelfer, geb. 1918, er ist der Vater der sanften Geburt, zeigte erstmals das Phänomen des „Bondings" auf und plädiert für einen behutsamen Umgang des Säuglings, um schonend in der Welt außerhalb des Mutterleibes anzukommen. Er brachte auch die indische Babymassage in den Westen.

KONTAKTAUFNAHME
mit der
HEBAMME

Ich schrieb meinen ersten Brief an eine Hebamme. Nicht an irgendeine, sondern eine, die ausschließlich Hausgeburten macht. Eine Exotin.

Eine Prominente in unseren Gefilden, da doch eine Rarität.
Ich dachte bei mir, wenn jemand schon so lange Frauen half, ohne die Rückendeckung einer Klinik oder eines Ärzteteams, Kinder zu gebären, dann musste sie das drauf haben. Intuitiv wusste ich, dass es klappen würde.

Mail vom 12. Dezember 2005

Liebe Lucia!

Vor vielen Jahren, ich glaube, es war bei einem Ehevorbereitungskurs habe ich Sie kurz kennen gelernt und seit damals (es muss jetzt 14 Jahre her sein) sind Sie mir im Gedächtnis geblieben, bezüglich Hausgeburten. Mir gefiel die Ruhe, die Sie damals ausstrahlten.

Ich bin 33 Jahre alt und bekomme vorrausichtlich im kommenden Juni nach 8 Jahren mein zweites Kind. Da ich Krankenhäuser wohl schätze, jedoch die sterile Umgebung für ein Geburtserlebnis als unpassend für mich empfinde, wende ich mich einmal ganz vorsichtig an Sie bez. der Überlegung einer Hausgeburt.

Führen Sie noch Hausgeburten durch? Wenn ja, welche Voraussetzungen gibt es hierfür? Meine Tochter ist damals fast sechs Wochen zu früh (nach einem unerklärlichen Blasensprung) bei protrahierter Austreibung (3,5 Std.) auf dem Hocker im Krankenhaus gesund zur Welt gekommen.

Es würde mich sehr freuen, recht bald von Ihnen zu lesen!

Liebe Grüße,

    M.C.

Antwort am nächsten Tag

Liebe M.C.!

Vielen Dank für Ihre Anfrage. Ich bin immer noch als Hausgeburtshebamme tätig Wenn die Schwangerschaft "normal" verläuft, ist eine Hausgeburt ab 3 Wochen vorm Geburtstermin möglich.
Gerne können wir uns einen Termin für eine Hebammensprechstunde ausmachen, damit Sie und Ihr Partner alles fragen können, was Sie beschäftigt und wie eine Hausgeburt vorbereitet wird. Am besten, Sie rufen mich an, bzw. sprechen auf den Anrufbeantworter.

Mit lieben Grüßen
Lucia

8. Jänner 2006
Hallo Lucia!
Sorry, ich hab vorletzten Montag bei unserem ersten Besuch bei Dir vergessen, Deine Socken auszuziehen. Ich werde sie selbstverständlich waschen und beim nächsten Mal zurückgeben. Bin einigermaßen zerstreut. Das liegt aber nicht unbedingt an der Schwangerschaft, ich bin ja grundsätzlich eine Chaotin!

Es geht mir und der Kleinen im Bauch recht gut. Ja, du liest richtig, es ist ein Mädchen, das hat sich gestern beim Ultraschall heraus gestellt. Ich freue mich sehr!

Es gibt Tage, da hebt sich voll oft der Bauch, weil sie so aktiv ist und dann wieder ist es ziemlich ruhig. Ich hoffe, es geht ihr dann trotzdem gut. Aber meistens wenn ich anfange, sie über meine Bauchdecke zu streicheln wird sie wach und drückt sich dagegen. Schön ist das...

Wir haben uns nun endgültig dazu entschlossen, mit Deiner Hilfe und in Deinem Beisein (wenn du noch immer willst) unser Kind in Empfang zu nehmen. Wenn nur alle Entscheidungen, die ich zu treffen hatte und habe, so klar für mich wären.....DANKESCHÖN!

Wir lesen viel über natürliche Geburt und es tut mir gut, denn ich finde mich selbst darin wieder. Vorgestern machten wir einen Kreißsaalbesuch in einem anderen KH. Mein lieber Gott, Martin und ich sahen uns manchmal verschwörerisch an, z.B. als die Schwester uns bei der Hebamme meldete mit den Worten: "Da draußen ist eine <u>Patientin</u>, die den Kreißsaal sehen möchte!" Beim Gespräch mit der Hebamme verlief es nicht besser. Obwohl sie mich und meine Vorgeschichte gar nicht kennt, erhielt ich die oberflächliche Prognose: "Aber geh, beim zweiten Kind flutschen die nur so raus!"

Auf meine Frage, wie oft es gleichzeitige Geburten in diesen zwei Kreißsälen gäbe, erwiderte sie amüsiert: "Oh ja, sehr oft. Aber das ist überhaupt kein Problem. (!!!!!) Letztes Wochenende hatten wir zehn Geburten. Wir sind dann ja immer zu zweit. Das geht schon!"

Fragt sich halt nur wie!!!?

Nein danke!

Was sich anfangs als ein wenig problematisch erwies, waren die Reaktionen von außen auf unsere Hausgeburtsentscheidung. Mutter, Schwiegermutter, einige Bekannte fanden und finden das vermutlich immer noch als 'zu riskant'. Zitat meiner Mutter: "Was! Du willst doch das Kind nicht auf einer Matratze im Wohnzimmer kriegen?!!"

Und warum denn nicht, fragte ich. Kopfschütteln ihrerseits war die Antwort.

Ich merke jedoch, dass es nun ruhiger wird, vermutlich weil wir selbst uns nun ganz sicher sind. Die Angriffsfläche fehlt einfach.

Ich denke viel über den Tag X nach und die Emotionen wechseln sich ab: mal panische Angst, die mich ganz still und starr macht, dann wieder so eine Riesenfreude, dass ich es gar nicht erwarten kann.

Ich fange jetzt an zu beten, dass mein Mäuschen nicht zu früh kommt. Ich versuche, darauf zu vertrauen, dass die Natur auf unserer Seite steht. Manchmal gelingt's mir schon recht gut.

Ich habe einfach ein richtig gutes Gefühl bei der Vorstellung, zuhause und 'bei mir' bleiben zu können, wenn es soweit ist.

Recht schöne Urlaubstage im Februar wünsche ich Dir und natürlich freue ich mich auf ein Wiedersehen im März!
Alles Liebe,
M.C.

*

Meine Hebamme war so freundlich, mir eine Liste für die Dinge zusammen zu stellen, die ich zur Hausgeburt und das Wochenbett anschaffen sollte.

Vorbereitungen Tag X

WAS?	WOFÜR?
10 x Einmalbetteinlagen	Unterlagen für die Geburt
1 Pkg. Streifenwindeln	XXXL-Einlagen für die Nachblutung
2 Netzhosen	Nicht sexy, aber sehr praktisch
4 alte Leintücher	Unterlage
4 Stk. Stoffwindeln (paarmal gewaschen)	Für das Neugeborene
1 großer Müllsack	Zur Entsorgung der gebrauchten Unterlagen
1 kleiner Tiefkühlbeutel	Für die Plazenta
Lieblingsnachthemd	Zum Wohlfühlen
Pucksack	Für Babys „Engegefühl"
Haube	-„-
Imkerhonig	Für den Nabel des Babys
Wollwachs	Für die Brustwarzen der Mutter
Meersalz für Bäder	Für Wassergeburt oder Sitzbäder im Wochenbett
Teebaumöl	Für Dammspülungen

Lavendelöl	Fürs Bad oder Dammspülungen
Eichenrinde	Astringierend bei Hämorrhoiden
Topfen	Bei Hämorrhoiden und Dammwunde
Traumeelsalbe (hom.)	Dammwunde
Apfel-Johannisbeersaft	Für die Geburt
Elektrolytisches Getränk	Muntermacher wenn's länger dauert
Heublumendampfsitzbad	Macht Damm elastisch
Akupunktur (ab 34. SSW)	geburtserleichternd
Dammsalbe	Vor und während der Geburt
Eisenkrauttee	Für die Nachwehen
Milchbildungstee	
Arnica Globuli	Verstärkt die Wundheilung

TRÄUME

ANGST - TRÄUME
einer Mutter
im Schlaf- und Wachzustand

Die Träume einer Schwangeren können sehr lebhaft und intensiv sein.

Als ich bei Sarah im fünften Monat schwanger war, überkam mich nachts im Schlaf eine merkwürdige Illusion. Ich saß an einer großen länglichen Tafel, es dürfte bei einem festlichen Familienessen gewesen sein. In einem samtenen Kleid saß ich ohne Slip auf dem „Bürgermeistersitz", als ganz unverhofft mein Kind aus meiner Scheide glitt. Ohne Wehen rutschte es ganz leicht in meine Hände.

Ein kleines mausgroßes Menschlein lag auf meinen Handflächen, welches ich unter dem Tisch verborgen hielt. Ich geriet in Panik, weil es doch viel zu früh war. Ich streichelte mein glitschiges Kind und stopfte es danach vorsichtig wieder zurück in den Bauch, damit es geschützt weiterwachsen konnte. Niemand hatte davon etwas bemerkt.

Auch meine Nichte Natascha träumte in der Frühschwangerschaft von einer extrem leichten Geburt. Merkwürdigerweise auch in Zusammenhang mit Essen. Nach einem Muschelessen beim Running Sushi verpackte sie im Traum ihr Kind, welches in der 14. Schwangerschaftswoche aus ihr geschlüpft war, in eine solche Muschel. Hernach lag es leblos auf dem Teller inmitten vieler anderer Meeresfrüchtereste. Sie war danach völlig fertig, da es auch so aussah, als wäre es ein Speiserest, der entsorgt werden müsste. Sie frug sich im Traum, was sie jetzt mit ihrem kleinen Baby (, welches, wie auch damals bei mir, nicht zufällig die gleiche Größe aufwies, wie der Fötus in ihrem Bauch) machen sollte. Wie wenig würdevoll wäre es, ihn einfach zu entsorgen.

Ich denke, diese Träume signalisieren die Angst vor einer Fehl- bzw. Frühgeburt. Man möchte wohl etwas *auf den Tisch* legen zum klaren Erkennen und es danach irgendwie „*vom Tisch haben*". Was, wie ich glaube, nicht bedeutet, dass man das Kind weghaben möchte, bloß dass man weiß, dass etwas bevorsteht (die Geburt), das man gerne schon hinter sich hätte.

Jede Frau wünscht sich schließlich auch eine „leichte Geburt". Aus diesem Grund sind Frühgeburtsbestrebungen nicht selten.

Dann waren da noch die Unglücksträume, die mir enorm zusetzen konnten. Ein paar Mal sollte ich mein Kind aus einem schmutzigen Tümpel retten, in den es gefallen war. Doch ich war starr und konnte mich keinen Zentimeter vorwärts bewegen, das Kind ertrank vor meinen Augen. Pures Entsetzen fuhr mir in die Gebeine, das oft erst Stunden später wieder langsam abflaute, nachdem ich aus dem Schlaf aufgeschreckt war.

Einmal vergaß ich im Traum meine Kleine im Einkaufswagen und fuhr nach Hause. Erst auf dem Heimweg fiel mir auf, dass mein Kind weg war. Voller Verzweiflung fuhr ich zurück, konnte sie aber nicht finden. Leider erwachte ich vor Schreck noch bevor ich im Traum mein Kind gefunden hatte. Die dramatische Szene verfolgte mich tagelang in Gedanken und jagte mir kalte Schauer über den Rücken.

Bei der Schwangerschaft von Maria träumte ich, dass meine 1. Tochter (sie war zu diesem Zeitpunkt gerade 7 Jahre) von einem Balkon im 8. Stock fiel. Ich konnte sie nicht mehr rechtzeitig festhalten. FURCHTBAR! Ich war fertig mit den Nerven. Ich lief (immer noch im Traum) hinunter und entgegen kam mir meine völlig unversehrte Sarah, so als wäre nichts geschehen.

In diesen Träumen stirbt eine Mutter tausend Tode.

Wir Frauen fürchten in diesen Situationen zu recht, es könnte sich um böse Omen handeln, doch ich glaube, das brauchen wir nicht. Die Träume spiegeln unsere Ängste wider, bzw. helfen uns auch ein gutes Stück, diese zu verarbeiten.

Im Traum ist das alles möglich, im wirklichen Leben leider nicht. Vielleicht haben wir als Schwangere auch aus dem Grund solche Träume. Damit wir uns bewusst darüber werden, wie schnell es gehen kann, dass unseren Kindern etwas Lebensgefährliches zustoßen kann. Wer weiß?

Seit ich Mutter bin habe ich auch manchmal tagsüber in halbbewusstem Zustand kurze Albträume. Dann sehe ich eines der Kinder die steile Treppe hinunterfallen, ein Auto, dass nicht mehr bremsen kann, einen verdächtigen, pädophilen Mann beim Kindergarten, ein Klettergerüst, das wackelt, eine banale Grippe, die sich zur Meningitis auswächst, eine Schere auf die es stürzen könnte.......
AUS AUS AUS!
Genau das brülle ich mir dann im Geiste auch selber zu: „AUS! Sonst werde ich noch vollkommen wahnsinnig!!! Ich habe das Gefühl, die Welt stürzt gleich ein, wenn mit meinen Kindern etwas Schlimmes geschieht."

Wie kann man nur so hysterisch sein!? Das hätte ich damals nicht von mir gedacht.

Ich werde deswegen besonders häufig von jungen, kinderlosen Frauen und von Frauen, deren Kinder bereits erwachsen sind, kritisiert, weil sie meinen, man kann das mit der Angst auch übertreiben.

Die haben leicht reden: „Du steigerst dich aber schon rein! Lass die Kinder doch im Garten herumlaufen, was soll schon passieren? Mach dich nicht fertig!"
Die haben entweder (noch) keine Ahnung oder alles vergessen, wie es scheint.

Natürlich stimmt es, dass man vieles nicht kontrollieren kann, aber deswegen muss ich nicht gleich alles so locker sehen. Man hört doch jeden Tag von Kindern die ertrinken oder aus dem Fenster fallen. Wir Mütter haben einfach eine unerklärliche, irrationelle Angst um unsere Küken. Selbst die hartgesottenste Frau kann nicht mehr cool bleiben, wenn es um ihr Kind geht.

Müssen wir uns deswegen rechtfertigen? Nein! Ist schon hart genug, tagtäglich mit der Sorge zu leben. Es kann sicherlich auch vorkommen, dass dir die Sorge die Lebensfreude nimmt, die dunkle Wolke über deinem Kopf einfach nicht mehr weg abzieht. Das nennt sich dann Depression und man kann und sollte es behandeln. Ich denke dann ist es an der Zeit, sich Unterstützung bei einer lieben Freundin, einer Hebamme, dem Arzt des Vertrauens oder eines guten Psychotherapeuten zu suchen. Eine Mutter und ihr Kind sollten nicht jahrelang unter dieser finsteren Wolke leben müssen, sondern gemeinsam im Licht stehen und sich lebendig fühlen.

Warum ich es anspreche? Weil ich es sehr gut kenne und weiß, wie schmal der Grat zwischen Sorge und Panik um die Kinder sein kann. Ich habe jedoch mithilfe meiner psychologisch ausgebildeten Freundin, Gerlinde, eine gute Möglichkeit für mich gefunden, ein Stückchen entspannter zu werden, wenn ich z.B. aufs Klo gehe, vom Garten Schnittlauch hole oder dem Briefträger eine Unterschrift geben muss. Es ist noch nicht lange her, da bekam ich schlimme Angstattacken mit Herzrasen und Hitzewallungen, wenn ich mein Baby oder Krabbelkind für eine Minute allein in einem Zimmer lassen musste. Es war die Hölle!

Gerlinde hat mit mir dieses Angst-Thema genauer betrachtet und wir haben herausgefunden, dass ich wohl wieder einen Schritt in Richtung Spiritualität wagen muss, um damit klar zu kommen. Denn ich glaubte zu diesem Zeitpunkt wieder einmal, dass ich alles kontrollieren würde können. Was für eine vermessene und überhebliche Sicht!

Das heißt also, dass ich meine Höhere Macht darum bitte, immer dann auf meine Kinder acht zu geben, wenn ich mal gerade nicht kann. Ich schwöre, es funktioniert. Seitdem habe ich sogar das eine oder andere Kapitel dieses Buches in Anwesenheit meiner Kinder fertig gebracht.

Und: Nichts ist geschehen!
DANKE LIEBER GOTT!

*

Frauenarzt oder Frauenärztin?

Bevor ich das erste Mal zu einem Frauenarzt ging, las ich einmal im *Bravo*-Magazin, dass es auch Frauenärztinnen gab. Wenn sich also Mädchen davor scheuen, einem Mann ihre Genitalien zu zeigen, dann können sie auch zu einer Ärztin gehen.

Ich kann nicht genau sagen, warum ich, als eine Missbrauchte, doch lieber zu einem männlichen Arzt ging. Nachdem ich jedoch einen Versuch mit einer Gynäkologin gewagt hatte, machte ich eine interessante Entdeckung.

Ich war damals 20 und bei einer Ärztin gewesen, so zur Probe. Einmal etwas anderes ausprobieren. Aber ich war enttäuscht. Obwohl ich angenommen hatte, dass eine Frau viel Gefühl für eine andere Frau haben muss, erlebte ich die Untersuchung nicht gerade sanft.

Wieder so eine Frau in einem Männerberuf?

Auch in dieser, meiner zweiten Schwangerschaft, wurde ich mit einer weiblichen Frauenärztin konfrontiert.

Ich war 28 Wochen bei Maria schwanger gewesen. Eines Abends schien es mir, als wäre die Fruchtblase undicht, mein Slip war immer wieder nass, aber Harn war es nicht. Nachdem ich Lucia angerufen hatte, nahm ich eine kleine „Kostprobe" meines Ausflusses. Tatsächlich kostete ich die Flüssigkeit auf meinem Finger, um herauszufinden, ob es salzig schmeckte, dann wäre es Urin gewesen. Und wenn geschmacklos, dann konnte es Fruchtwasser sein.

Nun, salzig schmeckte es nicht. Da ich jedoch bereits angefangen hatte, Leinsamen ins Joghurt zu rühren, um meine Geburtswege für den Fall des Falles auch gut geschmiert zu haben. Vielleicht war es ja auch bloß Flutschi. Aber ich war nicht sicher. Was, wenn die Fruchtblase undicht war und Keime aufstiegen, die meinem Kind schaden konnten?

Ich hasste es, aber ich musste mir eingestehen, dass ich mich besser im Krankenhaus untersuchen lassen sollte. Mit großem Widerwillen fuhren wir dahin.
Es dauerte eine Zeitlang, bis wir drankamen. Es war jedoch nach 19 Uhr, Funkstille auf der Geburtenstation. Auch keine Kreißende war im Moment anwesend, versicherte uns die Hebamme, die uns zum Warten anhielt: „Die Frau Doktor kommt gleich!"

Nach einer dreiviertel Stunde kam eine etwas ältere Ärztin herein. Ein toter Fisch in meiner rechten Hand bei der Begrüßung ohne Augenkontakt.
Die etwas grimmig dreinschauende Person schnappte sich meinen Mutter-Kind-Pass und taxierte ihn im Vorbeigehen.
Dann wies sie mich an, mich hinzulegen und mich unten frei zu machen. Schon zog sie sich die Latexhandschuhe über.
Kein toter Fisch mehr, dafür zwei grobe Finger, die sich respektlos in mich bohrten und da unwirsch an meinem Muttermund herumdrückten.
„Aua", rief ich aus. „Geht das bitte weniger grob?"
„Nana, sie sind aber empfindlich. Wollen sie nicht eine Hausgeburt machen?" Sie bohrte weiter, schüttelte ihren Kopf und verdrehte ihre

Augen dabei. In meine Augen hatte sie bis dahin keinen Moment geschaut.

NEIN DANKE! Wer braucht denn so etwas? Da kann man nur hoffen, niemals in eine Situation zu geraten, wo man SOLCHE Menschen braucht.

„Alles fest zu! Wir nehmen noch eine Probe aus ihrer Slipeinlage!" Die hatte ich mir vor ein paar Stunden in den Slip gelegt, um eine Probe der dubiosen Flüssigkeit zu liefern. Ansonsten lehne ich diese Dinger strikt ab. Da kann ja nichts atmen und außerdem fängt mich alles zu jucken an.

Lucia erklärte mir bei einem unserer Vorbereitungsgespräche, dass ich nun eine Hausgeburtsmutter sei. Als eine solche übernehme ich ehrenvoll die Verantwortung für mich und mein Kind. Ich war also angehalten, auf ganz besondere Weise auf mein Bauchgefühl zu hören und mich darauf zu verlassen. Alles in Allem: mündig und erwachsen zu werden.

Nun sei es an der Zeit, mich auch mal der Norm zu wiedersetzen, NEIN zu sagen, wenn ich spürte, dass etwas so gar nicht für mich passt. Lucia betonte, dies wäre ein ganz wichtiger Schritt in die Selbstbestimmung. Und eine Notwendigkeit für eine Geburt, wie ich sie mir vorstellte.

OK!

In mir brodelte es, ich beschloss, es hier und jetzt raus zu lassen. In etwas unfreundlichem Ton erkläre ich dieser Ärztin: „Es wäre gut, wenn sie ein wenig vorsichtiger wären bei den Untersuchungen. Ich bin noch nie so grob untersucht worden! Haben sie nicht Angst, eine Geburt auszulösen?"

Ich erntete bloß überhebliches Grinsen. Aber sie sah mir jetzt zumindest das erste Mal in die Augen.

„Ich weiß, warum ich mein Kind nicht in einem Krankenhaus bekomme und kann es auch nicht empfehlen!", war meine Abschlussansage, bevor sie sich ton- und grußlos aus dem Raum entfernte.

Die Flüssigkeit in meinem Slip wurde nicht klar identifiziert. Es konnte sich um Fruchtwasser handeln, aber auch nicht. Seltsam. Doch in den folgenden Jahren sollte ich noch ein paarmal die

Gelegenheit bekommen, ein Krankenhaus ohne klare Diagnose zu verlassen.

Bei der Heimfahrt rief ich Lucia an, weil ich nun noch unsicherer war. Was hatte ich jetzt? Die schickten mich einfach ohne Erklärung nach Hause.

„Es kommt häufig vor, dass die Fruchtblase irgendwo ein klein wenig undicht werden kann, doch das muss nicht schlimm sein. Denn sie schließt sich sehr schnell wieder. Außerdem besteht eine Fruchtblase aus zwei Häuten. Da werden Keime auch nicht so schnell gefährlich. Wäre es riskant für dich und dein Kind, würde dein Körper mit erhöhter Temperatur reagieren. Dann kann man immer noch Antibiotikum geben. Immer noch Zeit genug. Also keine Panik. Du wirst sehen, das Tröpfeln hört wieder auf."
Ihre Worte konnten mich wieder aufrichten. Dennoch war ich sauer. Wieso sagen die im Krankenhaus nicht, was Sache ist? Die mussten das doch auch so gelernt haben.

Wie sich nun jeder denken kann, ziehe ich einen männlichen Gynäkologen einer Frauenärztin vor. Wie absurd, dass Frauen einander so gefühllos begegnen...

*

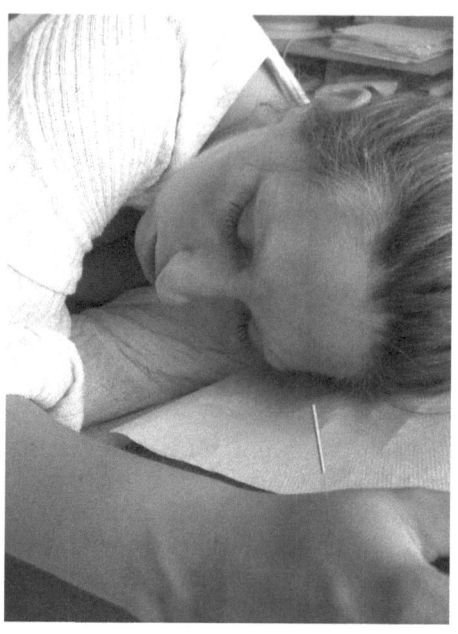

Ich erinnere mich...

Gummibärchen, Umzug, Machtspielchen, Ödeme,...

Nun aber zurück zu meiner zweiten Schwangerschaft. Als unsere erotischen Höhenflüge allmählich wieder erdiger wurden, begann mein schöner Bauch zu wachsen. Wir machten viele Fotos und ich fühlte mich sehr wohl. Ich trug bereits im 4. Monat Umstandskleidung und streckte noch extra meinen Bauch vor. Jeder sollte es sehen!

Ich aß nun am allerliebsten Gummibärchen. Meine Schwiegermutter kam eines Tages völlig überraschend mit Gummibärchen daher, ohne dass sie von meiner neuen Vorliebe wissen konnte. Solche Naschereien wie Gummibärchen waren bei uns eher unüblich. War sie eine Hexe? Jedenfalls verputzte ich die Packung beinahe im Alleingang.

Ich aß außerdem extrem gerne Paradiescreme, überhaupt alle besonders bunten und süßen Sachen. Ich hätte mir dabei schon denken können, dass es sich bei dem Wesen in meinem Bauch nur um ein besonders niedliches, süßes Mädchen handeln kann.

Unnötig zu sagen, ich nahm natürlich wieder ganz schön zu, aber das war mir immer egal gewesen. Beim Schwangersein haben Diätprodukte oder Abnehmprogramme definitiv nichts verloren.

Ich finde es natürlich gut, wenn die Schwangere sich ausgewogen ernährt, doch wenn sie nun mal so einen Heißhunger auf Krapfen hat, dann bin ich dafür, dass sie diese einfach auch isst. Müssen ja nun nicht gleich 5 Stück sein.

Ich hatte nun wieder so richtig gut zugelegt und schöne weiche Pölsterchen angefuttert.

Wir übersiedelten im April in ein Reihenhaus, welches alle anderen schick fanden und begeistern konnte. Ich fügte mich. Von Anfang an behagte es mir nicht. Da waren die protzigen Autos vor den Häusern, die aufgetakelten und grinsenden Damen rundherum. Dies war eine „Wannabe-Siedlung". Es gelang mir nicht, mich zu identifizieren und schon gar nicht mich wohlzufühlen.

Beim Erstkontakt mit der wasserstoffblonden Nachbarin im Neon-Tankini, so Zaun an Zaun, wurde dieses Unbehagen gleich noch viel krasser.
„Oh, du bekommt ja ein Beiby! Wann iss ess denn soweeeeeiiiit?"

Ihr perfektes, gebleachtes Gebiss strahlte mich aufdringlich an.

„Ach, erst in zwei Monaten! Ich dachte, das müsste doch jeden Moment losgehen!", erklärte sie und stellte pantomimisch meinen Riesenballon mit ihren Händen nach.

Noch bevor ich ihre Frage, wo ich denn entbinden würde, beantworten konnte, erzählte sie mir den Geburtsbericht ihres Sohnes. Er fiel jedoch eh nur knapp aus, denn: „Ich hatte ja einen Kaiserschnitt, jaaa, und wir waren in diesem Krankenhaus da an der

Donau, weißt eh, duuu, und es war suuupa! Kann ich nuur empfeehlen. Ich bekam ja einen Kreuzstich und ich sag dir, ich hab niiicht einmal das Stiiichlein gespürt, wirklich gaaaanz toll! Kann ich dir nur empfeeehlen. Wo wirst du noch mal entbinden, hast du gesagt?"
Ich hatte noch gar nichts gesagt bis jetzt. Denn sie ließ mich nicht.
Jetzt? War jetzt ich dran? Ja?
OK
„Also, ich möchte gerne eine Hausgeburt machen!"

Sie schien aus allen Wolken zu fallen, während sie mit schriller hoher Stimme rief: „WAAAASSS?! Eine Hausgeburt?!! Aber da gibt's ja gar nix!!!" Ihre gellackierten Neonkrallen deuteten auf das Haus nebenan, unseres, auch die schwarzumrandeten Katzenaugen der Supertussi starrten nun mit irrem Blick darauf. Dann zwinkerten ihre vermutlich künstlich verlängerten Wimpern nervös auf und ab und mir kam es vor, dass mich die nette Nachbarin nun, immer noch ein Lächeln auf den Lippen, von oben bis unten abscannen wollte.

„Da bist du aber mutig. Ist das nicht sehr gefährlich, so ohne Arzt und so? Und gibt's da eigentlich was gegen die Schmerzen? Nein?! Nein, das wäre nichts für mich!" Sie rief ihren geschäftigen Lebensgefährten herbei, der gerade dabei war, den Griller anzuwerfen. Auch er ein versnobter Typ. Nicht unsympathisch, aber, wie mir vorkam, völlig weltfremd. „Wir haben ja nur ein Kind, wir sind da beide sehr egoistisch, stimmt's mein Bärchen? Wir wollen nicht auf Urlaube und so verzichten. Wir haben mit Konstantin schon genug zu tun. Außerdem wollen wir ihn nach Strich und Faden verwöhnen. Stimmt's Bärchen?" Bärchen nickte. Diesen kleinen Prinzen hatten wir bereits kennen gelernt. Es war mir nicht entgangen, dass da nebenan ein 4jähriger Fratz war, der sein 20jähriges tschechisches Kindermädchen anschnauzte, ihr lautstark Befehle erteilte und sie tyrannisierte. Das klang so: „Bring mir jetzt den Ball!" oder „Du sollst da hinten stehen bleiben, bist du dumm?"

Das war nun unser nächstes Umfeld. Auch vor dem Haus war es nicht besser. Ich kam mir vor wie in Stepford[12], alles glatt, außerirdisch geordnet und organisiert.

Wie in einem Gruselfilm. Es gab hier nur wenige wirklich spürbare Menschen, die sich nicht hinter einer Modefassade verstecken mussten.

Ich fühlte mich also nicht wohl. Im Haus selbst war alles recht schön, es war neu erbaut und alles glänzte. Im Vergleich zu unserer alten Wohnung war es eine Luxusimmobilie. Mehr Charakter hatte meine Altbaumietwohnung mit Erker gehabt. Nur leider undichte Fenster, eine laut polternde Gasheizung und eine hochfrequentierte Kreuzung vor der Nase. Kein Fenster konnte geöffnet werden, ohne dass die Abgase der vor der Ampel anhaltenden PKW's uns bereits übelriechend entgegenschlugen. Da wollte ich natürlich kein Baby bekommen. So hatten wir uns auf die Suche gemacht. Heute weiß ich jedoch, ich hätte auf mein Bauchgefühl hören sollen. Irgendwie hatten alle so geschwärmt von diesem Reihenhaus, dass ich mich, wohl weil ich hochschwanger und ein bisschen angeschlagen war, überreden ließ. Soviel zum Thema selbstbestimmt und verantwortungsbewusst.

Angeschlagen, weil ich mir fett und absolut unattraktiv vorkam. Ich befand mich in einem Konflikt. Einerseits wollte ich weiterhin für meinen Mann schön und sexy sein, andererseits durfte ich es meinem Kind an nichts fehlen lassen. Zu diesem Zeitpunkt hasste ich jede zierliche hübsche Frau, die meinem Mann und mir begegnete. Ich war extrem eifersüchtig. Nun ja, wir waren erst seit wenigen Monaten zusammen, erst kurz verheiratet gewesen.

Eigentlich kannte ich ihn doch nicht gut genug, um zu wissen, was ich ihm zutrauen konnte. Ich bekam panische Zustände beim Gedanken an einen Seitensprung meines Mannes. Nun hatte ich so

---

[12] STEPFORD, Die Frauen von Stepford: US-amerikanische Filmkomödie, 2004. Handlung: Ein Ehepaar zieht nach Stepford, einem idyllisches Dörfchen, in der die Welt von Mann und Frau völlig in Ordnung zu sein scheint. Am Ende erweist sich diese beschauliche Romantik als Illusion.

lange auf ihn gewartet, begann noch mal von vorne mit ihm, bekam ein Kind von ihm. Er würde mir so etwas doch nicht antun?! Ich war extrem dünnhäutig.

Es war mir nicht möglich in der Zeit der Schwangerschaft, wie auch der darauffolgenden Stillzeit, diese Ängste loszuwerden. Und in diesem Zustand fühlte ich mich verletzbarer, denn je.

Mein Mann ging damit oft ziemlich unreif um, denn wenn ich eifersüchtige Kommentare ließ, begann er bloß dämlich zu grinsen. Das provozierte in mir ziemliche Adrenalinausstöße, die ich meist hinunterschluckte, weil mein Mann wiederum mit Überforderung reagierte, wenn ich mit ihm darüber reden wollte.

Obwohl ich doch zu Beginn so lustvoll auf ihn reagiert hatte, schien sich nun das Blatt zu wenden. Nun lebte ich mit einem Mann, dem ich (noch) nicht traute, auch noch in einem neuen Haus, in dem ich mich nicht zuhause fühlte, in einer Umgebung, die mich ängstigte. Um mich herum waren Püppchen und ich war ein Rhinozeros. Ich schämte mich und kam mir minderwertig vor.

Heute weiß ich, dass wohl alles ein wenig zu schnell gegangen war. Man kann sich in einem Jahr nicht so gut kennen, um sich bereits richtig gut zu vertrauen. Schon gar nicht, wenn man als Frau auf eine Kindheit zurückblickt, wo alle Männer, die sie wirklich gern hatte, sie enttäuscht und traumatisiert hatten. Vertrauen ist in diesem Fall wohl tatsächlich ein Riesenschritt.

Gegen Ende der Schwangerschaft, der Geburtstermin war Mitte Juni, machte ich Bekanntschaft mit Ödemen und unangenehmen Wassereinlagerungen. Ich kannte ja allzu gut die Klagen von Damen meines Umfelds, die über Wasser in den Gelenken klagten. Ich hatte ja keine Ahnung, wie gehandycapt man damit wirklich ist.
Als ich mich Ende Mai aufgeblasen fühlte, wie Hatschi Bradschi Luftballon, freute ich mich auch darauf, nach der Geburt endlich wieder leichter zu sein.

Drei Wochen vor dem Termin wollte ich meine Süße aus dem Bauch locken. Ich hatte stets großen Respekt vor Müttern, die große schwere Kinder gebaren, und brauche wohl nicht erwähnen, dass ich aus diesem Grund nicht bis zum Termin warten wollte.

Meine gute Hebamme fing meine Frühgeburtsbestrebungen auf und erzählte mir die Geschichte mit dem Apfel:

Willst du einen Apfel pflücken, bevor er so weit ist, bevor er reif ist, wird er sich nicht leicht vom Ast pflücken lassen. Wartest du jedoch auf seine pralle Reife, dann geht es ganz leicht und er fällt gar von selbst ab.

Nun reden wir beim Kinderkriegen aber nicht von einem Äpfelchen, sondern von einem Sack voller Äpfeln, die da unten raus müssen.

Lucia vergleicht immer so flauschig. Überhaupt scheint es in ihrem Wortschatz keine negativen Vokabeln zu geben.

Wenn ich sage: „ Und was, wenn ich doch zu eng bin für ein normal großes Baby?", erwidert sie:
„Sie können sich ganz klein machen, die süßen Buzis, der Kopf, alle Knochen sind noch weich und flexibel. Sie schlüpfen da durch. Außerdem wirkt der Hormoncocktail, der durch die Wehen produziert wird als Weichmacher bei der Frau. Ich hatte schon ganz kleine zierliche Frauen gehabt, die ein fast 5 Kilo Kind gut und leicht geboren haben. Mach dir keine Sorgen, du wirst sehen, dass ich recht habe!"

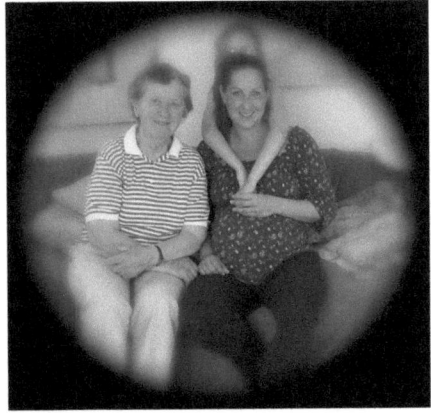

MARIA
wird geboren

An meinem Frühstückstisch saß mein Versicherungs-Habschi. Ich hatte ihn her zitiert, weil ich ja nun bald zwei Kinder haben würde und ich wollte meine Lebensversicherung anpassen lassen.

Es war der 1. Juni 2006, 8.30 Uhr und seit zwei Stunden kamen regelmäßige Wehen in 15 Minuten Abständen. Bloß ein leichtes Ziehen, gar nix Schlimmes. Als ob die Regel kommen würde. Doch die Kontinuität wies mich schon darauf hin, dass sich die Geburt langsam anbahnen würde.

Als ich kurz die Küche verließ um meine zusammengequetschte Blase zu entleeren rief ich kurz meinen Mann an. Da waren immer noch ein paar zärtliche Schmetterlinge in meiner Magengegend geblieben von letzter Nacht. Wir waren uns nah gewesen und es war sehr innig und schön. Ich fühlte mich völlig entspannt heute. Und zuversichtlich.

Mein Mann war aufgeregt, denn es war sein erstes Kind, er stand vor der ersten Geburt.
Als ich wieder vor der Küchentür stand und auflegen wollte, rief er noch schnell ins Telefon: „Bitte ruf mich an, wenn sich etwas ändert, ok?!"

Während des Gesprächs mit Thomas, spürte ich, wie sich das Ziehen allmählich verstärkte. Immer noch lange nicht im schmerzhaften Bereich, doch sicherlich nicht mehr zu ignorieren.

Dies blieb auch so bis zum Abend, als mein Mann von der Arbeit heim kam.
Was mich noch nicht an eine kommende Geburt glauben ließ, war mein gesunder Appetit. Ich aß und aß. Am Nachmittag hatte ich noch Lust zu backen, trotz deutlich spürbarer Wehen. Von meiner ersten Geburt wusste ich, dass einige Stunden, bzw. Tage vor

Geburtsbeginn der Darm rebellierte, und alles ausspuckte, was drinnen war. Außerdem war mir bei Sarah tagelang nach fasten zumute gewesen. Ich nahm an, dies würde bei mir immer so sein.

Offensichtlich ein Trugschluss.

*

Von Wähen und Wehen

Ich backte also meine Lieblingsmehlspeise: eine Schweizer Wähe[13]. Das Rezept hatte ich von meiner lieben Freundin Elsa, die leider wenige Monate zuvor verstorben war. Sie war eine gebürtige Schweizerin, siedelte sich wegen eines Mannes in Österreich an, „zufällig" neben unserem Haus. Sie war eine richtige Dame. Das kann man sagen. Niemand im Ort war wie sie gewesen.

Sie ging nicht viel aus ihrem Grundstück raus, war eigen, gebildet und sprach mit Akzent. Da sie aus der französischen Schweiz kam, war sie wohl für mich im Grunde eine klassische Französin, zumindest verhielt sie sich so, wie ich mir damals eine feine Französin vorgestellt hatte.

Ich war 8, sie war ca. 50. Ich liebte sie, sie liebte mich. Von ihr habe ich vieles über die subtilen Dinge des Lebens erfahren, über die Geheimnisse einer Frau. Wie oft sind wir damals in ihrem Garten in wallenden seidenen Tüchern und Kleidern (die sie aus südlichen Ländern mitgebracht hatte) zu Musik von Frank Sinatra oder Orchester-Filmmusik wie Onedin Line, Westside Story oder Dr. Schiwago um den beleuchteten Pool herumgeschwebt. Barfuß auf dem weichen Gras. Ach, was für eine zauberhafte Erinnerung...

Elsa war eine betuchte Frau, sie hatte irgendwann einmal einen Lotto-Sechser gemacht und konnte zu Recht als Genießerin bezeichnet werden. Stil und Klasse hatte sie. Sie häufte nichts an, das

---

[13] SCHWEIZER WÄHE: flacher Blechkuchen mit Obstbelag aus der Schweiz, Rezept am Ende des Buches!

unnötig war, aber was sie anschaffte, war das Beste vom Besten. Selbst ihre Katze – da Elsa bewusst kinderlos geblieben war, bemutterte sie ihr „Mausi" - bekam nur das allerteuerste Futter. Die Katze liebte sie heiß. Elsa traute den Menschen nicht, darum war ihre Katze alles für sie. Es kam vor, dass sie extra noch mal zum Einkaufen fuhr, weil die Katze ihr Vanilleeis haben wollte. Und das durfte nur von einer bestimmten Marke sein. Sonst verschmähte sie es.
„Wie der Herr, so's G'scher", heißt es.
Ich denke oft an sie.
Und immer, wenn ich eine Wähe machte. Über dieses Wort müssen mein Mann und ich seit Marias Geburt immer wieder lachen.

Nun stand ich in der Küche und bereitete unter Wehen eine köstliche Wähe vor. Sarah und Martin konnten sie nun schon bald nicht mehr essen, so oft gab's die bei uns. Und in 16 Stunden würde auch ich genug von Wähen, wie auch von Wehen gehabt haben.

*

Meine Schwiegermutter, die Hexe mit den Antennen für so manch lukullische, wie auch sonstige außergewöhnliche Vorfälle, hatte angerufen. Mein Mann sollte ihr Kleiderbügel besorgen und im Geschäft vorbei bringen. Ihre Boutique befand sich in einem größeren Einkaufszentrum und ich wollte mitfahren. Dort ein wenig herumspazieren, mich ablenken. Vielleicht kamen so die „richtigen" Wehen in Gang.

Langsam wurde es nämlich mühsam. Den ganzen Tag dahinwehen, wenn auch nur schwach, war auch nicht unbedingt Alltag. Wenn es auch noch keine Geburtswehen waren, aber irgendwie schlauchte es mich. Auch um meinen Kreislauf in Schwung zu bringen, fuhr ich mit.

Meine Schwiegermutter sah mich besorgt an und mit schiefem Kopf musterte sie meinen Gesichtsausdruck, als würde sie etwas darin suchen. Sie erklärte, sie hätte schon den ganzen Tag Kopfweh. Das wäre ein untrügliches Zeichen, denn sie hatte so gut wie nie Kopfschmerzen. Nur, wenn im engen Kreis ein Kind zur Welt kommt.

„Du wirst sehen, das wird heute noch was!"

„Ach was!" So schlenderte ich durch die kleine überdachte Einkaufsstadt und holte mir dann aus dem Supermarkt einen Johannisbeersaft. Als ich bei den Tiefkühltruhen stand, kam eine stärkere Wehe angerollt. Ich blieb stehen und atmete ruhig in meinen Bauch hinein, streichelte meine Kleine und schickte liebevolle Gedanken in meine Gebärmutter, sie solle sich doch nicht fürchten!
„Naja", dachte ich: „Vielleicht wird das doch noch was!"

Spontan rief ich nun Viktor, den Vater meiner ersten Tochter, an. Er durfte bei dieser Geburt die Doula sein, Kaffee kochen, Globuli holen, Tücher im Backrohr vorheizen und filmen.
Ich wollte ihn einfach dabei haben. Er kannte mich und meine Ängste so gut. Außerdem vertraute ich ihm völlig und wusste, er würde mich nicht daran hindern können, mich völlig fallen zu lassen. Im Gegenteil. Seine Anwesenheit könnte helfen, die wilde Wölfin in mir, die er damals so faszinierend fand, aus ihrem Versteck zu locken. Für den Fall, dass mein Mann Angst vor dieser Naturgewalt bekam.

„Bitte richte dich vielleicht für heute Nacht! Ich weiß es auch nicht genau, aber es wäre möglich, dass es losgeht."
Ein nervöses „OK" gelangte gerade noch in mein Innenohr.

Wieder bei meiner Schwiegermutter und ihrem Sohn angekommen, nahm sie mich jetzt unerwartet in den Arm. Hatte sie Tränen in den Augen?
Sie drückte meine Hände fast ein wenig zu fest, hielt mich zurück, als ich gehen wollte: „ALLES, ALLES GUTE wünsch ich EUCH!!! Ach!"

Ich genoss die Dramatik, die ich auslösen konnte, das muss ich schon gestehen. In der Tat starrten schon sehr viele Menschen seit Wochen mitleidig auf meinen riesigen Bauch.
Warum nur hatte ich immer so extreme Ballons, wenn ich schwanger war? Selbst bei Sarah, die doch sechs Wochen zu früh kam, war der riesig. Meine Tante Heli meinte dazu nur, dass die Hebammen untereinander früher oft über sehr kleine Bäuche gescherzt haben.

„Die haben halt mehr Platz da drinnen. Da haben wir immer gesagt: Die is' unt' ummi wia a Goass! Und wir haben immer recht gehabt, da war viel Platz da unten und die Kinder sind fast rausgefallen.....Verstehst mich?"

Und dabei lachte sie laut und spitzbübisch, wie sie es immer tat, wenn sie mal wieder Frivoles aus ihrem Landhebammenalltag losließ.

Meine Tante Heli! Aber vielleicht hatte sie ja Recht! Irgendeinen Zusammenhang in dieser Richtung könnte es schon geben. Außerdem musste sie es wissen nachdem sie ca. 3000 Frauen, die sie meist gut kennenlernen durfte, entbunden hatte.

Nun war es Abend, wir hatten noch zu Abend gegessen, es schmeckte immer noch ausgezeichnet.

Zum dritten Mal an diesem Tag rief meine Mama an und erkundigte sich nach meinem aktuellen Wohlbefinden. Da ich wusste, welche Ängste sie ausgestanden hatte bei der Geburt von Sarah fiel es mir nicht ein, sie einzuweihen darüber, dass ich bereits den ganzen Tag so dahin wehte. Obwohl sie stets betont hatte, von der eigentlichen Geburt nichts mitbekommen zu wollen, war sie doch immer wieder furchtbar neugierig: „Ich kann schon gar nicht mehr schlafen! Geht's dir wirklich gut?"

„Aber ja, sicher! Bisschen müde bin ich, darum werden wir auch bald schlafen gehen. Das solltest du auch machen!"

Ab 20 Uhr wurden die Wellen ein wenig stärker und zogen nach hinten ins Kreuz. Nun begab ich mich auf meinen supercoolen mit Nickistoff im Tigerlook überzogenen Pezziball im Wohnzimmer, wie ich es in den letzten Wochen immer wieder tat, um mein Baby im Becken hin- und her zu schaukeln, in der Hoffnung, es möge so leichter den Weg zum Ausgang finden. Bei der Untersuchung vor vier Tagen ergab der Befund einen fest verschlossenen Muttermund und ein Baby, das noch weit oben lag. Jedoch zum Glück in der richtigen Lage. Wohl noch nicht ganz in Pole Position, aber immerhin am Weg dahin.

Die Abstände dazwischen betrugen weiterhin um die 15 Minuten.

Unschlüssig harrten wir der Dinge, die geschehen würden. Wir konnten im Grunde doch schlafen gehen, denn es schien nicht loszugehen, doch war ich unruhig und merkwürdig aufgedreht. Ich drehte meine Beckenkreise, streichelte meinen Bauch und lauschte in mich hinein.

Da am nächsten Tag ein Fenstertag war musste Sarah, sie war bereits 8 Jahre, nicht zur Schule. So war sie etwas länger aufgeblieben, doch nun war es 21 Uhr und ich schickte sie ins Bett. Sie gab mir einen Gutenachtkuss und marschierte brav in ihr Zimmer im Obergeschoss, gleich neben unserem Schlafzimmer.

Die folgenden beiden Kontraktionen waren etwas gesteigert. Ich erinnerte mich an den Hebammenrat: Im Zweifelsfall immer in die Badewanne! Würden die Wehen schwächer werden, dann waren es bloß Übungswehen. Wenn die Intensität jedoch zunehmen würde, wäre dies ein untrüglicher Indikator für den Geburtsbeginn.

Genau, das würde ich jetzt einfach machen. Und der Angsthase in mir bekam Hoffnung, dass in der warmen entspannenden Wanne meine Wehen verschwinden würden. Wir konnten schlafen gehen und die Geburt auf ein andermal verschieben.

Ich liebe meine Badewanne. Als ich noch zuhause in meinem Elternhaus lebte, raubte ich meinen Eltern den letzten Nerv, weil ich täglich baden musste. Ich besetzte dabei oft stundenlang den einzigen Waschraum. Im Wasser konnte ich eintauchen und fühlte mich warm und geborgen. Dies war mein täglicher Zufluchtsort gewesen, der mich meinen angespannten Alltag ertragen ließ.

Nun lag ich aufgeregt in der Wanne und wartete. Nach 20 Minuten kam mein Mann herein mit der Frage: „Und?"
Ich schüttelte den Kopf. Keine Wehen mehr, musste ich enttäuscht zugeben.
Wie dumm ich doch war? Eigentlich wollte ich das ja so haben? Ich war nun dabei locker zu lassen und nahm mir vor, dieses Vollbad einfach noch zu genießen, um danach gut einschlafen zu können. Konnte ja nicht schaden, vor zu schlafen. Ich war ohnehin viel zu müde. Hätte ich denn heute überhaupt noch Kraft genug?

Ich hatte also von den Hebammen in der Vorbereitung gelernt, dass stärkere Wehen ein sicheres Zeichen sind. Ich vergaß jedoch, dass keine Rede von den Abständen war. Dachte dies und plötzlich rollte eine mittelstarke Welle über mich. Wesentlich stärker als all ihre Vorgänger. Auf die nächste musste ich zwar wieder 25 Minuten warten, doch auch diese fiel mittelstark aus und hielt ca. 60 Sekunden an.
Merkwürdig, dass sich die Abstände eher vergrößert hatten.

Um halb zwölf stieg ich aus der Wanne und mein Mann und ich begaben uns ins Schlafzimmer, welches in rot-oranges Licht getaucht war. Dieses Licht versetzte mich in eine besonders sinnliche Stimmung. Am liebsten hatte ich beim Liebesspiel so ein orientalisches Flair, mit vielen Pölstern und Vorhängen, Räucherstäbchen und arabischer Musik. Die Räucherstäbchen waren verstaubt, denn für eine Schwangere sind derart exotische Dufterlebnisse nicht zuträglich, konnten sie doch die Geburt frühzeitig einleiten.
Stattdessen hatte eine Duftlampe Einzug gehalten mit Lavendel- oder Rosenöl.
Wir lagen auf dem Bett und versuchten, uns zu entspannen. Die regelmäßige Yonimassage der letzten Monate funktionierte wie eine klassische Konditionierung. Ich roch den intensiven Duft von Ylang Ylang oder Muskatellersalbei, zwei Ingredienzen des Dammöls und mein Geist drehte ab. Mein Körper ließ los. Zumindest meistens.

Auch diesmal gelang es mit der Entspannung. Und die Wehen wurden zweifellos dabei angeregt. Sie kamen nun in 8 Minuten Abständen. Ich ließ mich fallen, bewegte nun mein Becken im Rhythmus der Hand meines Mannes, die mich fordernd bearbeitete und aufspannte. Ich kannte dieses Ziehen und diese Spannung nun schon gut und es jagte mir keine Angst mehr ein, war mir doch klar, dass auch mein Mann bereits sehr gut wusste, wie weit er gehen konnte. Es war ein merkwürdiger Mix, der sich hier zusammen braute. Sobald ich mich völlig hingab, überrollte mich eine neue Kontraktion, eine Wehe. Und ich blieb in dieser Welle und ließ mich tragen.
Irgendwann gelang mir das nicht mehr. Ich war an einem Punkt angekommen, wo ich nicht mehr vergessen konnte, dass ich bald gebären sollte. Das hemmte die Lust nun doch.

Wir beendeten fürs erste die Massage und es geschah, was ich nicht für möglich gehalten hätte, die Wehen wurden wieder schwächer und die Abstände wieder größer. 0.17 Uhr: 14 Minuten waren seit der letzten vergangen. Also doch nicht?

Es war wohl auch besser so, denn ich war wirklich müde. Und so bettete ich mich gemächlich, um zu schlafen.

Oder doch nicht?! 0.26Uhr...9 Minuten Abstand. Und die war auch nicht so übel...0.32 Uhr die nächste, dann 0.40 Uhr, 0. 48 Uhr, 0.53 Uhr...plötzlich wurden die Wehen wesentlich heftiger, in meinem Unterleib breitete sich ein sehr heißes Gefühl aus. Ich veratmete am Höhepunkt. Mein Mann erklärte, er würde jetzt die Hebamme anrufen.

Ich wollte das nicht. Die Hebamme um Mitternacht anzurufen hatte so etwas Endgültiges. Aber ich konnte es ihm nicht mehr ausreden. Ein leichtes Panikgefühl überfiel mich, ich mochte Lucia ja wirklich gerne, aber wenn es jetzt um die Geburt ging, konnte ihr Besuch sehr gerne vertagt werden.

Lucia machte sich also auf den Weg. Auch Viktor spannte die Pferde...und galoppierte dem großen Ereignis entgegen.

Da lag ich, auf unserer runden Couch beim gedämpften Licht der Stimmungslampe. Es sah tatsächlich so aus, als würde da was losgehen. Ich wehte vor mich hin. Es war nun 1.35 Uhr gewesen. Als die nächste Kontraktion anrollte, verkündete mein Mann 1. 37 Uhr, also 2 Minuten Abstand. Nun war das schön regelmäßig.
Auch als Lucia eintraf änderte sich daran nichts.
Sie untersuchte mich. Das erste Mal überhaupt, dass sie mich vaginal untersuchte. Ich war überrascht über ihren sicheren Griff. Ihre Finger sprachen eine sehr deutliche Sprache, sie waren erfahren. Sogleich waren sie an meinem Muttermund und drückten herum, was sofort wieder eine Wehe auslöste. Es war sehr unangenehm und ich rutschte mit meinem Hinterteil von ihr weg. Na das konnte ja noch toll werden, wenn ich so empfindlich war!

Das Ergebnis ihrer Untersuchung versprach auch nicht gerade rosiges: „Naja, ich fühle noch eine ganz kleine Nase, also es hat sich noch nicht viel getan."

Auch das noch? Ich wusste, dass ein geschlossener Muttermund eine „Nase" hat, es fühlt sich dann an wie eine Nasenspitze. Erst wenn diese weg ist kann man davon sprechen, dass er angefangen hat, sich zu öffnen.

„Ich schlage vor, dass ihr euch noch ein wenig hinlegt und versucht, euch auszurasten. Du bist müde, dann kann es sein, dass die Wehen nicht so schön in Gang kommen. Ich leg mich einstweilen hier unten im Wohnzimmer auf die Couch, wenn ihr wollt, und wenn du mich brauchst, reicht es, wenn du klopfst. Dann eile ich schon zu dir!"

Sie streichelte meine Wange wie eine Mutter. Das tat ungeheuer gut und ich beschloss wieder, ihr zu vertrauen und verzieh ihr diese unangenehme Untersuchung von vorhin. Wer weiß, wozu eine Hausgeburtshebamme solche starken Hände schon gebraucht hat?

Ich sollte es noch oft erleben, wie hilfreich diese Hände sein konnten.

Wir versuchten also, im Obergeschoss zu schlafen. Ich döste zwar ein wenig dahin, aber ich war doch zu aufgeregt.

Die Wehen kamen und wurden stetig stärker. Lucia hatte von der Geburt des kleinen Leon am Vortag berichtet und ich dachte daran, dass sie auch nicht viel geschlafen hatte, so hoffte ich, sie noch ein paar Stunden in Ruhe lassen zu können. Auch meinen Mann, der gerade tief zu schlafen schien.

Ich ging leise ins Kinderzimmer und ließ auf dem Pezziball mein Becken kreisen. Dachte an eine Rose, die sich öffnet und öffnete weit meinen Mund, wenn der Krampf in meinem Unterleib zu heftig wurde. Gewissenhaft atmete ich vor und nach jeder Wehe zu meinem Kind im Bauch eine große Portion Sauerstoff. Fast euphorische Anflüge überkamen mich, weil ich stolz war, so starke Kontraktionen ganz ruhig und allein geschafft zu haben.

Um halb fünf kam Lucia mit meinem Mann im Schlepptau ins Zimmer und wollte mal nachsehen. Ich hatte schon so meine Schwierigkeiten, die Wehen zu veratmen. Sie kamen jetzt in kurzen Abständen und fühlten sich an wie Beißzangen an meinem Muttermund.

Für die Untersuchung legte ich mich kurz auf das Matratzenlager, welches ich schon vor Wochen als Nestchen vorbereitet hatte. Ich konnte nicht wissen, dass die beiden Matratzen, die ich aufeinander gelegt hatte, mir nun in den Wehenzuständen zu weich sein würden. Ich nahm es stumm zur Kenntnis und kümmerte mich nicht mehr darum.

Wir waren bei knappen 7 cm Muttermundseröffnung. Die Untersuchung war wieder scheußlich. Erleichtert, dass sie zu Ende war, rollte ich mich von dieser Matratze runter auf den Boden, wo ich mich sogleich auf die nächste Wehe einlassen durfte, die nun wirklich sehr stark war. Vom Gefühl her schrie ich bereits aus Leibeskräften, doch später auf dem Video war dokumentiert, dass ich zu diesem Zeitpunkt noch recht leise war. Immer wieder dachte ich an Sarah, die zwei Zimmer weiter lag und hoffentlich schlief.

Um 5 begann der Drang zu pressen. Lucia untersuchte mich, da beim Pressen plötzlich ein Pfützchen Blut aus meinem Inneren kam. Es dürfte nur ein Äderchen gewesen sein, der Muttermund war nun offen, ich durfte pressen. Allerdings war noch eine Lippe übrig, die um den Kopf der Kleinen lag. Sie dürfte sich noch nicht so ganz richtig in den Geburtskanal eingestellt haben, jedenfalls schob ich ca. 2 Stunden vergeblich, was mir ungeheuerliche Kraft kostete. Immer wieder hielt Lucia mich an, die Positionen zu wechseln.

Am liebsten war ich aufrecht, auch wenn dies sehr heftigen Druck nach unten erzeugte. Dennoch erschien er mir logischer und effizienter, denn da unten musste es erst raus, damit es mir wieder gut gehen konnte. So weit hatte ich begriffen. Dein Urinstinkt sagt dir das.

Lucia wollte mich zur Seitenlage überreden und es gelang ihr auch. Sie hätte auch gut eine Psychologin für schwer erziehbare Kinder werden können. Ich hasste nämlich das Liegen. Der Schmerz

verteilte sich gleichmäßig und breitete sich in meinem Becken aus. Herrgott! Das war wirklich schwer auszuhalten.
Ich sollte nun die Presswehe ganz stark werden lassen und erst dann mitschieben, wenn es nicht mehr anders ging. Sie wollte wohl ein wenig das Zurückrutschen des Kopfes veranlassen, damit er sich hernach besser ins Becken fügen würde können.

Ich war erledigt. Vor lauter Müdigkeit fühlte ich mich kaum mehr in der Lage, diese heftigen Schmerzen zu ertragen. In den Wehenpausen schlief ich tief ein. War das möglich? Ich lag in den Armen meiner Hebamme und meines Mannes und es war herrlich, wenn die Wehen nachließen. Sofort ließ ich mich fallen und sank in Sekunden in tiefen Schlaf, träumte auch, wurde jedoch recht schnell wieder brutal geweckt von der nächsten Wehe, die auf mich einpeitschte. Das war wirklich eine Naturgewalt. Es gab kein Entrinnen. Auch wenn ich in noch so tiefen Schlaf gefallen war, die Geburt schritt gnadenlos voran und ihre Kraft ließ mich nicht los.

Ich begann zu schweben. Ich hatte unglaublich starke Schmerzen, doch irgendwie gelang es mir zeitweilig, aus meinem Körper auszusteigen. Wenn ich doch nur reden hätte können, dann hätte ich meinen Helfern erzählen können, wer da noch zu uns gestoßen war. Da saß doch ein Mann, hager und bleich sah er aus. Er schien auf mich fixiert zu sein und auch wenn er immer wieder vor meinem Auge verschwamm, so sah ich doch, dass er grinste. Und in einer nonverbalen Sprache, in einer völlig lautlosen Art, verkündete er mir, dass er hier auf mich warten, dass er mich mitnehmen würde.
Ich hatte große Angst. Und dennoch ergab ich mich. Ich war einfach zu schwach, um mich zu wehren.

Immer wieder presste ich und mein Kind bewegte sich nicht weiter. Es war zermürbend. Außerdem war ich so traurig, denn ich würde es wohl nicht mehr sehen können, wenn der Knochige mich mitnahm. Dem Kind ging es gut, das bestätigte Lucia jedes Mal mit ihrem Herztongerät. Wie das nur möglich war?

„Ffftzzz" was war das jetzt? Es holte mich in die Realität. Martin und Lucia verkündeten, die Fruchtblase sei eben geplatzt. Das erklärte das heiße Wasser, welches an der Innenseite meiner Schenkel entlang geschwappt war. Lag mein Mann, der meinen unteren Teil mit Massagen und „Äpfelschütteln"[14] bearbeitet hatte, da jetzt in dieser Lacke?

Draußen wurde es allmählich heller. Viktor kam herein und teilte mir mit, dass Sarah nun außer Haus bei Nachbarn war, ich bräuchte mir nun keine Sorgen mehr machen, zu laut zu sein.

Immer noch war mein Kind nicht weitergerutscht.
Lucia stand auf und öffnete die Balkontüre, ließ den warmen Frühsommermorgen herein. Vom fernen Wald her rief ein Kuckuck. Lucia sagte: „Horch mal, auch der Kuckuck schreit schon: MA-RIA, KO-OMM! MA-RIA, KO-OMM!" Wir mussten lächeln.
Trotz dieser Heftigkeit war so viel Liebe in diesem Raum, und so viel Ruhe.

Ich wollte aufs Klo und mein Mann und die Hebamme schleppten mich dahin. Der Druck nach unten war in aufrechter Position enorm, aber es war nichts im Vergleich zu dem Gefühl, das folgte, als ich auf der Klobrille saß. Durch die Bewegung hatte sich eindeutig etwas verändert und als ich am WC zu pressen begann fühlte ich ein Weiterkommen. Auch Martin, der nun eine gute Sicht auf meine Vulva hatte, erklärte ganz erfreut: „Der Kopf rutscht nicht mehr zurück!" Jaaa, ich konnte es spüren, in der Tat!

Nun wollte ich aber nicht am Klo mein Kind bekommen, die beiden halfen mir ins Schlafzimmer, wo ich mich sogleich auf den Hocker platzierte. Dies war ein vertrauter Platz. Hier würde ich es schaffen können...und ich presste und presste und presste und Lucia zu meinen Füßen machte heiße Kaffeekompressen auf meinem Damm. Viktor hatte nach meiner Anweisung starken Bohnenkaffee

---

14 ÄPFELSCHÜTTELN: Unterstützende Methode zur Schmerzbewältigung während der Geburtsarbeit. Die Pobacken der werdenden Mutter (möglichst beide gleichzeitig) werden von den Geburtshelfern heftig geschüttelt (wie ein reifer Apfelbaum), was sehr angenehm und entspannend sein kann, denn es lockert etwaige Verspannungen und Verkrampfungen. Dabei muss nicht zimperlich vorgegangen werden, wenn die Eröffnungsphase schon sehr fortgeschritten sind, damit die Mutter diese Einwirkung trotz intensiver Wehen auch wahrnehmen kann. „Äpfelschütteln" lockert ungemein. Ich habe es sehr genossen.

in einer Thermoskanne vorbereitet. Ich schob und plötzlich verkündete Luci: „Der Kopf ist schon geboren!"
WAS?!! Ich konnte es nicht glauben!

Jetzt nur offen bleiben, nicht zusammen zwicken, dieser Vorgang bedurfte meiner 1000%igen Aufmerksamkeit. Wir warteten auf die nächste Wehe und mit letzter Anstrengung und ein wenig Hilfe der besten Hebamme von allen war kurz darauf mein süßes Mädchen geboren!!!

Ich durfte es erleben!

Ich kann nicht beschreiben, was für eine Dankbarkeit ich

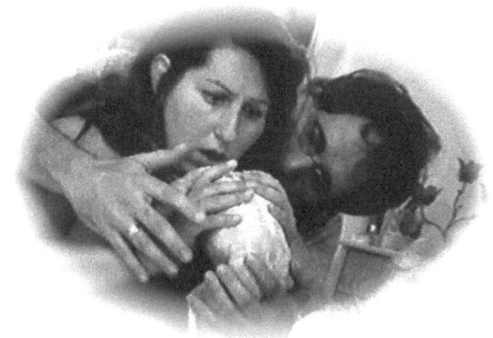

empfand.

Meinem Baby ging es prächtig. Die vielen Stunden Presswehen dürften ihr nicht geschadet haben. Und was für eine Schönheit sie war! Ein perfektes Baby!

Und ihr Vater saß stolz hinter mir; er hatte die ganze Zeit meinen Rücken gestärkt. Irgendwann jedoch brauchte er selbst Rückendeckung von Viktor, weil ich beim Pressen solche Kräfte entwickelt hatte, dass er sich nicht mehr gut halten konnte.

Es war geschafft. Außer meinem schmerzenden Becken war alles gut. Auch die Plazenta kam nach zwanzig Minuten mühelos bei der zweiten Nachgeburtswehe herausgeglitten.

Lucia dokumentierte ein paar kleinere Schleimhautrisse, sonst waren mein Damm und alles rundherum heil geblieben. WOW! Wie konnte das sein?! Die Vorbereitung hatte sich scheinbar echt gelohnt. Sicherlich half auch die lange Austreibung mit, das Gewebe zu dehnen.

Warum es dennoch so mühsam war? Eine plausible Erklärung konnte wohl das Argument bieten, dass Maria ihre Hand im Gesicht hatte, als sie herauskam. Das war nicht allzu nett von ihr gewesen. Aber wie hätte ich ihr das übelnehmen können?

Was für ein wunderschönes Gefühl, wenn es überstanden ist! HIMMLISCH!

Meine große Tochter wurde geholt, um ihr Schwesterchen zu begrüßen. Als sie bei der Türe hereinkam, blieb sie stehen und sah mich mit großen Augen an: „Mama, du siehst ja ganz anders aus!"

Das konnte ich mir gut vorstellen nach diesen Stunden. Ich war immer noch nicht wirklich runter von dem Schock.

Was sie jedoch genau meinte, wissen wir bis heute nicht. Jedenfalls mussten wir alle lachen.

Sehr überrascht war ich auch, als ich erfuhr, dass sie von all den Geburtslauten nichts mitbekommen hatte. Sie betonte, sie hätte absolut nichts gehört.

Während Lucia den Mutterkuchen genau betrachtete, bewunderte Sarah unser neues Baby, das bereits zaghaft an meinen Brustwarzen saugte.

Wir wurden nun auf Rosen gebettet und nach wenigen Stunden steckten die ersten Gäste neugierig ihre Köpfe zur Türe herein. Meine Mutter, meine Schwestern mit meiner Nichte, Schwiegermutter, sowie Schwägerin mit dem Sohn. Ich freute mich sehr. Sie alle bestaunten die kleine Prinzessin und meine Mutter durfte sie gar halten.

Alle standen um sie herum, beugten sich zu der Kleinen und wären am liebsten an meiner Mutter Stelle gewesen.

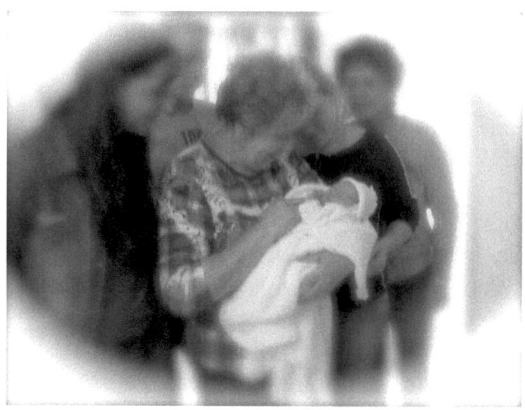

Doch lange überließ ich ihr mein Kind nicht, denn ich wollte es wieder zurück haben, mein entzückendes Wesen an meinen Busen legen, schien es doch so, als wäre sie schon sehr hungrig.

In dreistündigem Abstand würde ich es nun Tag und Nacht stillen.

Schlafen? Pahh! Wer braucht das denn?! Zumindest die ersten zwei, drei Tage und Nächte schwebte ich im Mutterhimmel, die knappen Stillintervalle machten mir überhaupt nichts aus.

Ich wusste noch von Sarah, wie wichtig diese Kontinuität des Stillens war, auch wenn zu Beginn nur wenige Tropfen Kolostrum aus mir heraus kamen. Da für mich völlig klar war, dass ich auch mein zweites Kind möglichst lange stillen wollte, musste der Milcheinschuss ordentlich angekurbelt werden.

Es stellte sich dann heraus, Maria war weniger hungrig gewesen, vielmehr war es so, dass sie ein stark ausgeprägtes Saugbedürfnis hatte. So bat ich ihr am nächsten Tag einen Schnuller an, den ihr Vater schnell gekauft hatte.

Damit war sie glücklich. Ich bin zwar keine Schnullerfreundin, aber sie so zufrieden nuckeln zu sehen, relativierte meine festgefahrene Anschauung.

Vielen Babys wird sofort der Schnuller in den Mund gesteckt, damit sie nur ja ruhig sind. Das wollte ich nicht. Außerdem erinnerte ich mich an meine Schnuller-Kindheit und daran, wie schwer es gewesen war, ihn mir abzugewöhnen, bevor ich zur Schule ging.

Aber jedes Kind ist verschieden und Marias Saugbedürfnis hätte sie ohnehin gestillt. Wenn nicht mit dem Schnuller, dann mit ihrem Daumen. Der würde dann womöglich deformiert sein. Nein, dann doch lieber dieses Gummiding!

Das erste Mal nahm ich jetzt Nachwehen wahr. Ich kannte sie nicht nach meiner ersten Geburt. Diese kamen wie Menstruationsschmerzen, wenn mein Baby begann, an meinen Brustwarzen zu saugen. Wahrlich nicht sonderlich angenehm, aber locker auszuhalten.

Merkwürdig, mit jedem Kind werden die angeblich stärker. So ein Glück, dachte ich, dass ich mit Sicherheit kein Baby mehr bekommen werde!

Das würde ich mir nicht mehr antun! Auch Lucia betätigte, dass sie persönlich, selbst dreifache Mutter, auch nur eines bekommen hätte, wenn es so hart gewesen wäre, wie bei mir.

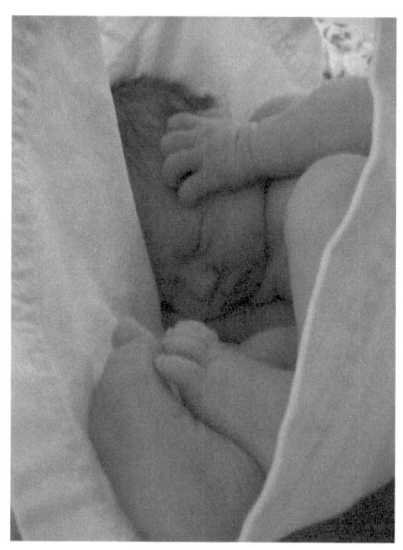

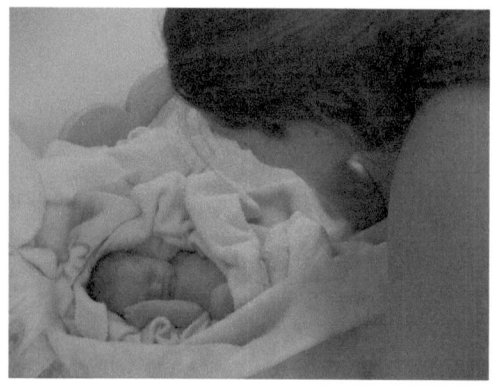

*

Ich hatte
Angst zu Sterben

Mein Mann lag am Nachmittag des Geburts-Tages völlig erledigt auf dem Bett und erklärte, dass er richtig Angst um uns gehabt hatte.

Eine der ersten Aussagen meines Mannes auf die Geburt seines ersten Kindes bezogen, war:
„Ich hätte nicht gedacht, dass es für eine Frau möglich sein konnte, zu sterben, wenn sie ein Kind bekommt. Nach diesen Stunden bin ich nicht mehr sicher."

Er hatte mich erlebt, so ganz anders als sonst; er sah mich ratlos, verzweifelt, am Ende meiner Kräfte. Er sah mich schwitzen und so sehr mit den Wehen kämpfen, dass ich völlig meine Haltung verlor. Ich, die stets Haltung zeigte, die nicht rülpste oder schnarchte, niemals nur ein Flatulenzchen unkontrolliert entweichen ließ, hockte röhrend mit weit gespreizten Beinen vor dem Bett und ließ alles raus, was da so kam. Er sah, dass ich mich nicht mehr darum kümmerte, was andere davon hielten, wie ich mich bewegte, wie ich aussah, wie ich mich anhörte. Ich verlor völlig die Kontrolle. Und ich gestehe, ich hatte mich bei dieser Geburt vehement gegen die Natur aufgelehnt. Ich wollte mich ihm nicht so zeigen. Wir waren noch gar nicht lange zusammen, alles ging so schnell, ich wusste nicht, ob er diesen Anblick ertragen würde können.

Und dennoch kam ich schnell zu diesem Punkt, wo ich die Beherrschung verlor.

Ja, auch ich hatte Angst. Todesangst. Zu lange spürte ich die Blicke meines Mannes auf mir, zu sehr dachte ich für ihn. Und nicht nur für ihn. Sondern auch an Sarah, die zwei Zimmer weiter schlief. Sie sollte nicht aufwachen und mich so erleben.

Obwohl ich mich sehr bemüht hatte, loszulassen, mich total zu öffnen, war es mir nicht gut gelungen. Ich hatte sehr starke Schmerzen und ich konnte sie kaum ertragen, weil ich so müde war. Ich halluzinierte mir unwillkürlich den Tod in Gestalt eines langknochigen blassen Mannes ins Zimmer. Da saß er nun, die Beine überkreuzt, die Ellbogen auf den Knien abgestützt, die dürren Finger tippten einen befremdlichen Rhythmus an seine Wange. Diese Geste zeigte: „Lass dir Zeit, ich kann noch ein kleines bisschen warten, aber ich nehme dich heute mit..." Ich weiß noch, ich war in diesem Moment sicher, mein Kind als lebende Mutter nicht mehr zu sehen.

Eine gruselige Stimmung im Geburtszimmer, das muss ich zugeben. Es schien sich in diesem Zeitraum ereignet zu haben, als ich diese schlimme Atmung hatte, und wo ich dachte, mein Herz würde zerdrückt. Eine Art Rasselatmung setzte ein, die meinem Mann und der Hebamme ganz und gar nicht gefiel. Doch es dürfte sich bloß um eine kurze Phase gehandelt haben, sie konnten mich wieder stabilisieren. Die Hebamme schob mir Globuli in den Mund und nach ein paar Minuten landete ich wieder in der Realität.

Es war ein extremer Schwächeanfall gewesen, weil ich völlig übermüdet in die Geburt ging. Ich nahm es auf die leichte Schulter, wenn Lucia erklärte, ich solle zusehen, dass ich in den letzten Wochen viel Schlaf bekäme, um meine Energietanks aufzufüllen. Eine Geburt kostet wirklich eine Menge Kraft.

Wie auch immer, es ist ja alles bestens ausgegangen! Danach war ich mir sicher, nie mehr wieder ein Kind bekommen zu wollen. Diese Schwäche hatte mich zum Opfer gemacht. Ich wollte dies nie wieder erleben.

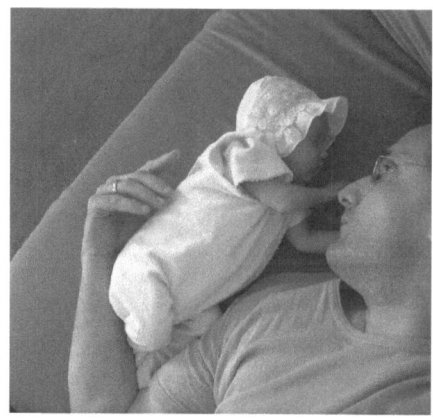

Sterben bei der Geburt

Gibt es tatsächlich heute noch Frauen in der westlichen Hemisphäre, die beim Kinder kriegen sterben?
Ja, es gibt sie noch.

Was sind die Gründe?

Ina May Gaskin, die berühmteste Hebamme der Welt, ist der Frage auf den Grund gegangen.
Über 100 mütterliche Todesfälle im Zusammenhang mit der Geburt nahm sie unter die Lupe.

Ein schockierendes Ergebnis:

Anzahl der Mütter	Was waren die Ursachen?
17 Frauen	Eklampsie
15 Frauen	Komplikationen während eines Kaiserschnitts: - Blutungen während oder nach der Sectio - septischer Schock infolge eines angeschnittenen Darms - Schnittverletzungen an der Gebärmutterarterie - Darmverschluss, sowie - Plazenta Prävia bei Folgeschwangerschaften
14 Frauen	Komplikationen im Zusammenhang mit der Geburtseinleitung, 6 davon starben an einer Fruchtwasserembolie nach einer Einleitung mit dem Medikament „Misoprol"
5 Frauen	Nach einer Einleitung mit Oxytocin
3 Frauen	Lungenembolie nach Kaiserschnitt
3 Frauen	Alleingeburt
6 Frauen	Herzmuskelschwäche

2 Frauen	Während der Schwangerschaft an einem Milz-Aneurysma
1 Frau	Bauchhöhlenschwangerschaft
4 Frauen	Abort-Komplikationen (Sepsis)
1 Frau	Nach einer Amniozentese (Fruchtwasseruntersuchung), die Nadel hatte eine Darmschlinge verletzt
1 Frau	Nach der Einnahme eines Abstillmedikaments „Bromocriptine", Schlaganfall
1 Frau	Herzstillstand nach fehlerhafter PDA
1 Frau	Nach vorzeitiger Plazentaablösung
2 Frauen	Gehirnaneurysmen
1 Frau	Mit vorzeitigen Wehen an einer Überdosis Magnesiumsulfat
1 Frau	Streptokokken-Infektion
1 Frau	Schwangerschaftsbluthochdruck
4 Frauen	Postpartalen Blutungen
Rest	Nicht näher aufgeschlüsselt

Ich weiß nicht, ob es auffällt? Die meisten dieser Komplikationen scheinen doch tatsächlich „hausgemacht" zu sein. Ich könnte nun auf jeden Punkt eingehen und am Ende wäre das Fazit, dass vieles zu vermeiden gewesen wäre mit einer erfahrenen Betreuung, einer Hebamme. Denn eine solche macht so gut wie gar keinen Gebrauch von Medikamenten, Skalpellen oder Nadeln, wesentliche Risikofaktoren, wie ich meine.

Man kann natürlich eine Herzmuskelschwäche oder ein Aneurysma im Kopf nicht ignorieren. In solchen Fällen halte ich eine medizinische Überwachung für höchst notwendig. Dazu sind die Ärzte da, das können die, das haben sie gelernt! Gott sei Dank gibt es ausgebildete Menschen, die uns helfen, wenn mal was im Argen ist.

Meistens lässt sich eine „Störung" im Vorfeld absehen, und dann kann immer noch reagiert werden. Ich finde es gut, dass Schwangere medizinische Vorsorgemöglichkeiten nutzen, solange es in einem

Rahmen bleibt, wo die Natur noch ungehindert werken und schaffen kann. Ich bezeichne auch solche Tests als störend, die das körperliche oder seelische Wohlbefinden der Mutter in einem Masse beeinträchtigen, wo sie Stress bekommt.

Adrenalin (aufgrund unnötiger Aufregung), bzw. Ketone[15] (aufgrund von Hungergefühlen bei Blutzuckerbelastungstests, etc.) sind schädlich für die gesunde Entwicklung des Föten. Zwei Laboruntersuchungen, regelmäßige Harnchecks, sowie zwei Doppler-Sonografien, wie auch eine interne Untersuchung halte ich für angebracht und im Normalfall ausreichend.

Solange hierbei alles unauffällig ist, muss man (wie beim Autofahren) auch den Vertrauensgrundsatz geltend machen: Denn meistens läuft dann alles glatt.
Wer meint, alle Komplikationen vermeiden zu können, dürfte sich nicht einmal ein Stück Brot herunter schneiden, geschweige denn das Haus verlassen ohne Atemschutzmaske. Man kann die Sorgfalt auch übertreiben (das nennt sich dann Kontrollzwang), und genau aus diesem Grund scheffeln Konzerne Milliardengewinne, unsere Angst ist deren Kapital. Und sämtliche Komplikationen, die damit einhergehen, halten diesen Teufelskreis weiter am laufen.

Wir müssen einfach wieder lernen, uns mit der Natur zu arrangieren, an unserem Urvertrauen zu arbeiten. Soviel Furcht ist unbegründet.

Denn, wie haben die Alten schon gesagt: „So schnell stirbt man nicht!" Und jeder Tag könnte im Grunde auch unser letzter sein.
Nutzen wir den Tag - Carpe diem - genießen wir unsere Schwangerschaften und Geburten! Und vor allem: Freuen wir uns doch auf unser Baby!

---

[15] KETONE: Stoffwechselprodukte, werden durch „Hunger" ausgelöst. Wenn die werdende Mutter nicht ausreichend isst, eventuell fastet oder abnehmen möchte, reagiert der gesunde Organismus mit Schwächegefühl und Übelkeit. Die Ausschüttung des Ketons schadet dem Ungeborenen und sollte vermieden werden, da das Kind unterversorgt wird und es zu Entwicklungsstörungen führen kann.

Denn es ist das schönste Wesen der Welt! Und wir Mütter dürfen, können und sollen ihm das Leben schenken! Aus eigener Kraft, mit unserer Liebe!

Wir können stolz darauf sein!

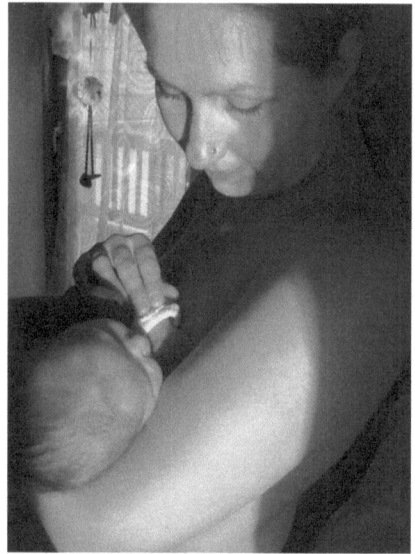

*

Stillprobleme
Mein Kind bekommt nicht genug Milch!

So beglückt wir zu Beginn der Ankunft unserer süßen Kleinen waren, so erdrückend schien sich diese neue Aufgabe auf meinen Mann auszuwirken. Lag es daran, dass er nicht gewöhnt war, Verantwortung zu übernehmen, oder in dieser Intensität zu lieben, wer weiß. Seine Tochter war sein Alles.

Zumindest waren ich, wie auch sämtliche Angehörigen zweifellos überzeugt.

Von seiner Frau, von mir, entfernte er sich zusehends. Die anstrengende Geburt von Maria musste ich erst noch verarbeiten, ich fühlte mich total waidwund und ich war sehr nah am Wasser gebaut.

Mein Mann ertrug diese Verletzlichkeit leider nicht gut. Ich brauchte seine Nähe, seinen Schutz, umso mehr, weil ich mich da, wo wir lebten, auch nicht sicher fühlte. Er verstand das leider nicht. Jegliche Annäherungsversuche meinerseits schlugen in die Leere. Er schien weit weg.

Ich wollte ihm helfen, wissen, was los ist. Seine Reaktionen kamen explosiv, er sprang oft auf und schrie mich an. Manchmal auch, wenn ich mein Baby an meinem nackten Busen hängen hatte. Ich fühlte mich gedemütigt, konnte nicht verstehen, was hier passiert und begann zu weinen. Die Tränen schossen aus mir heraus, was ich von mir nicht gewohnt war.

„Hör auf mit dieser dummen Flennerei! Das kann ja keiner aushalten!"

Rrrummms, die Tür schlug zu. Und weg war er.

Die Kleine an meinem Busen erschrak und weinte nun ebenfalls. So saß ich dann oft total erledigt, wie angewurzelt im Bett, zu schwach um aufzustehen, und schluchzte und die Tränen fielen auf mein wunderschönes zartes Elfenkind. Ich war tieftraurig, weil ich mich nicht stärker fühlte, weil ich viel zu emotional war, um zu erkennen, was los war. Ich war völlig verwirrt.

Der Mann, den ich geheiratet hatte, der so geduldig und hilfsbereit war, und so liebevoll mit seinem Baby umging, er hatte nun ein Gesicht gezeigt, vor dem ich Angst hatte. Es war zweifelsohne die Reaktion eines Menschen, der überfordert ist, jedoch schoss diese Aggression so plötzlich aus ihm heraus, dass man sich nicht darauf einstellen konnte. Außerdem sah ich bloß die Folge eines Auslösers. Irgendwo tief drinnen musste jedoch der Ursprung liegen, das Programm, das Muster. Wo kam es her? Von seinem Vater, der sich, so gut es ging, „aus der Affäre zog", weil er lieber mit seinen Kumpels abhing, als mit seiner Frau gemeinsam den Familienalltag zu meistern? Ich kann mir gut vorstellen, dass er damit Vorbild für meinen Mann war. Ein männliches Rollenbild, welches auf narzisstische Art und Weise für sich in Anspruch nahm, jederzeit die Flucht zu ergreifen, wenn die Verantwortung begann, unangenehme Formen anzunehmen.

Ich wusste manchmal gar nicht mehr, was ich ihn noch fragen durfte. War es die falsche Frage, flippte er aus. Eine seiner Kusinen schien das Problem auch bei mir zu sehen. Einmal in diesem Zusammenhang, erklärte sie, dass sie auch für so manchen Mann Verständnis zeigte, wenn er seiner nörgelnden Frau doch einmal ein paar kleben würde. Das half nicht wirklich.

Manchmal dauerte dieser Zustand ein paar Tage an. Er tat dann völlig unversöhnlich, sprach davon, dass ich diejenige sei, die diese Seite bei ihm herauskehrte.

Ja, aber womit denn? Weil ich ihm Fragen stellte, die er mir nicht beantworten wollte? Fragen wie: Wie geht es dir? Was ist los? Willst du nicht darüber reden, da ist doch etwas...? Was soll ich tun? Was brauchst du denn von mir? Brauchst du überhaupt noch etwas von mir?

Nein, er hielt es nicht für nötig zu reden, und es wurde nicht geredet und ein Virus breitete sich im Haus aus. Ich konnte diesen Zustand nicht ertragen, weinte oft stundenlang ins Kissen und er schlief seelenruhig. Eine schreckliche Situation eigentlich. Genau so etwas verabscheute ich doch im Grunde. Wer war dieser Mann, in den ich mich so verliebt hatte?

Meine Milchproduktion war gestört. Maria nahm nicht so zu, wie sie sollte.

Als sie 10 Monate alt war, riet die Kinderärztin zum Abstillen. Das war für mich als überzeugte Stillmutter ein harter Schlag gewesen. Und ich weinte wieder, als ich zusah, wie glücklich sie in den Armen meines Mannes an einem Fläschchen mit Grießbrei nuckelte. Selbstverständlich freut sich ein Baby über eine ordentliche Ladung Nahrung. Scheinbar konnte ich diese nicht bieten. Am liebsten hätte ich mich irgendwo vergraben, so elend und überflüssig fühlte ich mich.

Mein Mann bekam sich wieder ein, irgendwie wollte ich all die scheußlichen Seiten von ihm einfach ausradieren. All die Sachen, die er in diesen Zuständen kaputt gemacht hatte, landeten unrepariert in Schachteln irgendwo in der Werkstatt. Wo sie bis heute liegen.

Er war nun wieder der liebenswerte Mensch, wie eh und je. Er sah ein, dass „es dumm gelaufen ist" und ich wollte, dass er endlich wieder auch seelisch zu mir zurück kommt, also musste ich ihm verzeihen.
Leider kann man die Seele nicht einfach wieder leimen oder zusammenschrauben, wie ein zerbrochenes Teil. Man kann allerdings lernen, mit der einen oder anderen Schramme zu leben, wenn das Fundament stimmt und ein harmonisches Gleichgewicht besteht.

Ich weiß, über vergossene Milch sollte man nicht weinen. Aber über die Milch, die ich meinem Kind nicht mehr geben konnte, werde ich ein Leben lang trauern. Ich hätte meiner zarten Tochter so gerne mehr davon geschenkt.

*

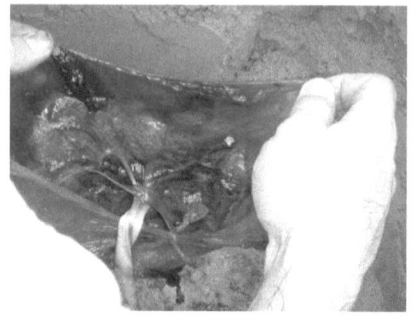 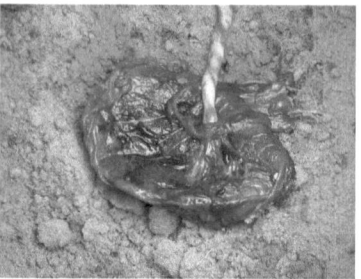

Die Plazenta meiner Tochter wurde im Zuge einer wunderschönen Segnungsfeier bei uns im Garten unter einer jungen Ulme eingegraben.

Die Ulme ist inzwischen zu einem feingliedrigen und zauberhaften Geschöpf gewachsen.
So wie Maria!

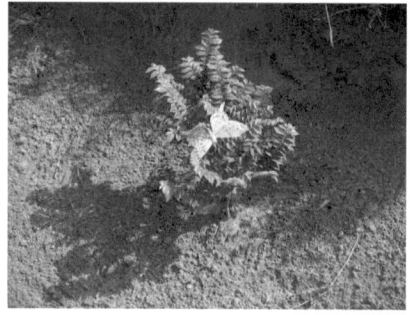

*

Fortsetzung folgt...

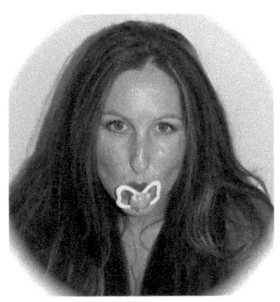

M.C. Strobl, geb. 1972,

ist Musikerin und Mutter von 4 Kindern

und lebt mit ihrer Familie in Niederösterreich.

www.mcstrobl.jimdo.com

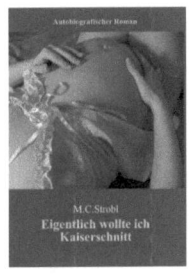

Bisher veröffentlicht:

Aus der Reihe: „Abenteuer Selbstbestimmte Geburt"

1. Meine erste Geburt – Sarah kommt zur Welt

3. Meine Sternguckergeburt zuhause – Simon kommt zur Welt

4. Meine vierte Geburt – Jonathan kommt zur Welt
5. Die heilige Vagina! Dammschnitt, nein danke!
6. Eine gute Geburt

INTERNET

Autorenhomepage www.mcstrobl.jimdo.com

Stillen www.lalecheliga.at.at

Geburtsallianz Österreich www.geburtsallianz.at

Hebamme Ina May Gaskin www.inamay.com

Sheila Kitzinger www.sheilakitzinger.com

Weltgesundheitsorganisation www.who.int

Hebammenzentrum www.hebammenzentrum.at

Geburtspool www.geburtspool.de

Hebammen Österreichs www.hebammen.at

LITERATUR

Antonic Magda, Dr., Schwangerschaft und Geburt, Urania, 1999
Balaskas Janet, Aktive Geburt, Kösel, 1993
Balaskas Janet, Gordon, Jehudi, Schwangerschaft und Geburt, Trias, 1997 Balaskas Janet, Yoga für Schwangere, Kösel, 1992
Bloemeke Viresha J., Es war eine schwere Geburt, Kösel, 2003
Bornemann, Rainer, Kaiserschnitt – Operation und Geburt, Kario, 1989 Dahlke, Rüdiger, Margit; Zahn, Volker, Der Weg ins Leben, Schwangerschaft und Geburt aus ganzheitlicher Sicht, Bertelsmann, 2001

Hay, Luise L., Heile deinen Körper, Alf Lüchow, 31. Auflage, 1995
Horny-Dereani Petra, Geboren im Schutz der großen Göttin, 2008
Dick-Read, Mutterwerden ohne Schmerz, Hoffmann und Campe, 1950 Enning Cornelia, Heilmittel aus Plazenta, Medizinisches und Ethnomedizinisches, 2003

Flanagan Geraldine Lux, Die ersten neun Monate des Lebens, Rowohlt, 1963
Fuchs Nancy, Sonne für die Kinderseele, Herder, 1996
Gaskin Ina-May, Die selbstbestimmte Geburt, Kösel, 2004

Goerke und Bazlen, Kay, Ulrike, Pflege Konkret, Gynäkologie Geburtshilfe, Gustav Fischer, 1998
Jakobs Leonie, Schön macht's nicht, aber glücklich, Kiwi, 2008
Kirkilionis Evelyn, Prekop Jirina, Ein Baby will getragen sein, Kösel, 1999 Kitzinger Sheila, Das Erlebnis der Geburt, Kösel, 1992

Kitzinger Sheila, Das Jahr nach der Geburt, Kösel,
Kitzinger Sheila, Natürliche Geburt. Ein Buch für Mütter und Väter, Kösel, 1991
Kitzinger Sheila, Schwangerschaft und Geburt, Kösel, 1992
Kitzinger Sheila, Geburt, Kindersley, 2003
Knubben, Birgitt und Werner, Du bist eine Geschenk, Herder, 1986
Kuckuck Anke, Luckmann, Clara, Zärtlich und stark, Mütter auf der Suche nach ihrer Lust, Rororo, 1998
La Leche League, Handbuch der stillenden Mutter, Selbstverlag,

1986 Leboyer, Frederic, Das Geheimnis der Geburt, Kösel, 1996
Leboyer Frederic, Geburt ohne Gewalt, Kösel, 1992
Lothrop Hannah, Das Stillbuch, Kösel, 1993
Martin, William, Das Tao de King für Eltern, Aurum, 1999
Mongan Marie F., HypnoBirthing, Mankau, 2010
Müller-Platow Hermann, Die gesunde Frau, Bremer Brücken Verlag, 1959 Nilsson Johan, Es ist wie Verliebtsein, Herder, 2005
Nilsson Lennart, Ein Kind entsteht, Mosaik, 1990
Oblasser Caroline, Ebner Urlike, Saling Erich, Wesp Gudrun, Der Kaiserschnitt hat kein Gesicht, Edition Riedenburg, 2008
Oblasser Caroline, Eirich, Martina, Luxus Privatgeburt, Edition Riedenburg, 2012
Oblasser Caroline, Lass es raus! Die freie Geburt. Methode mit Gebärmutter, Scheide und Co, Riedenburg, 2011
Oblasser Caroline, Masaracchia ReginaUnser Baby kommt zuhause, Edition Riedenburg, 2009
Odent Michael, Die Natur des Orgasmus, Beck'sche Reihe, 2010
Pschyrembel Wörterbuch, Gynäkologie und Geburtshilfe, Walter de Gruyter, 1987
Reinhardt, Margarethe, Geburten, Rowohlt Verlag, 1985

Roy, Ravi & Carola Lage, Homöopathischer Ratgeber, Geburt, Lage&Roy, 1992
Rudolfsson, A., Leib, Seele, Geist, Dr. Strathmeyer's Gesundheitsregeln, Erläuterungen für Denkende, Manuskript, Döring

Schwab Roswitha, Beunruhigende Befunde in der Schwangerschaft, Irisiana, 2008
Springer-Kremser, Marianne, Patient Frau, Springer Verlag, 1991
Stacherl, Sonja, Nähe und Geborgenheit, Walter, 1997

Stoppard, Miriam, Dr., Empfängnis, Schwangerschaft und Geburt, Ravensburger, 1993
Stadelmann, Ingeborg, Die Hebammensprechstunde, Eigenverlag, 1997 Stoppard, Miriam Dr., Das große Buch der Schwangerschaft, Urania, 2005 Taschner, Ute, Scheck Kathrin, Meine Wunschgeburt, Selbstbestimmt Gebären ach Kaiserschnitt, Edition Riedenburg, 2012

Valitutti, Francesco, Das Buch der Vagina, Europa Verlag, 2000
Wilberg, Gerlinde M., Hujber, Karlo, Natürliche

Geburtsvorbereitung und Geburtshilfe, Kösel, 1991
Zink Christoph, Pschyrembel Wörterbuch, Gynäkologie und Geburtshilfe, de Gruyter, 1987

Filme

Meine Narbe, Film über Kaiserschnitt, Mirjam Unger, 2014
Angst hab ich keine, aber leid tu ich mir jetzt schon, Ein Film über eine Hausgeburt, Maria W. Arlamovsky, Filmtage Wien, 1998 *„Leben jetzt", Geburt im AKH, Univ. Prof. Dr. Peter Husslein, DoRo, 1999
"Gebären & geboren werden", Berghammer, Ahner, Husslein, Universitätsfrauenklinik Wien
„In die Welt", Constantin Wulff, Portrait einer Geburtsklinik in Wien, Falter, Polyfilm, 2009
„Der erste Schrei", Gilles de Maestre, Geburt in unterschiedlichen Ländern und Kulturen, Arthaus, Studiokanal, 2007
„Das Wunder des Lebens – Faszination Liebe", Lennart Wilsson, ZDF, 2006
„Body Story – Das Neun-Monate-Regime", Doku, Polyband